Rückenaktivprogramm

Im Folgenden wird der Einfachheit halber einheitlich die männliche Anrede gewählt. Natürlich werden beide Geschlechter damit angesprochen.

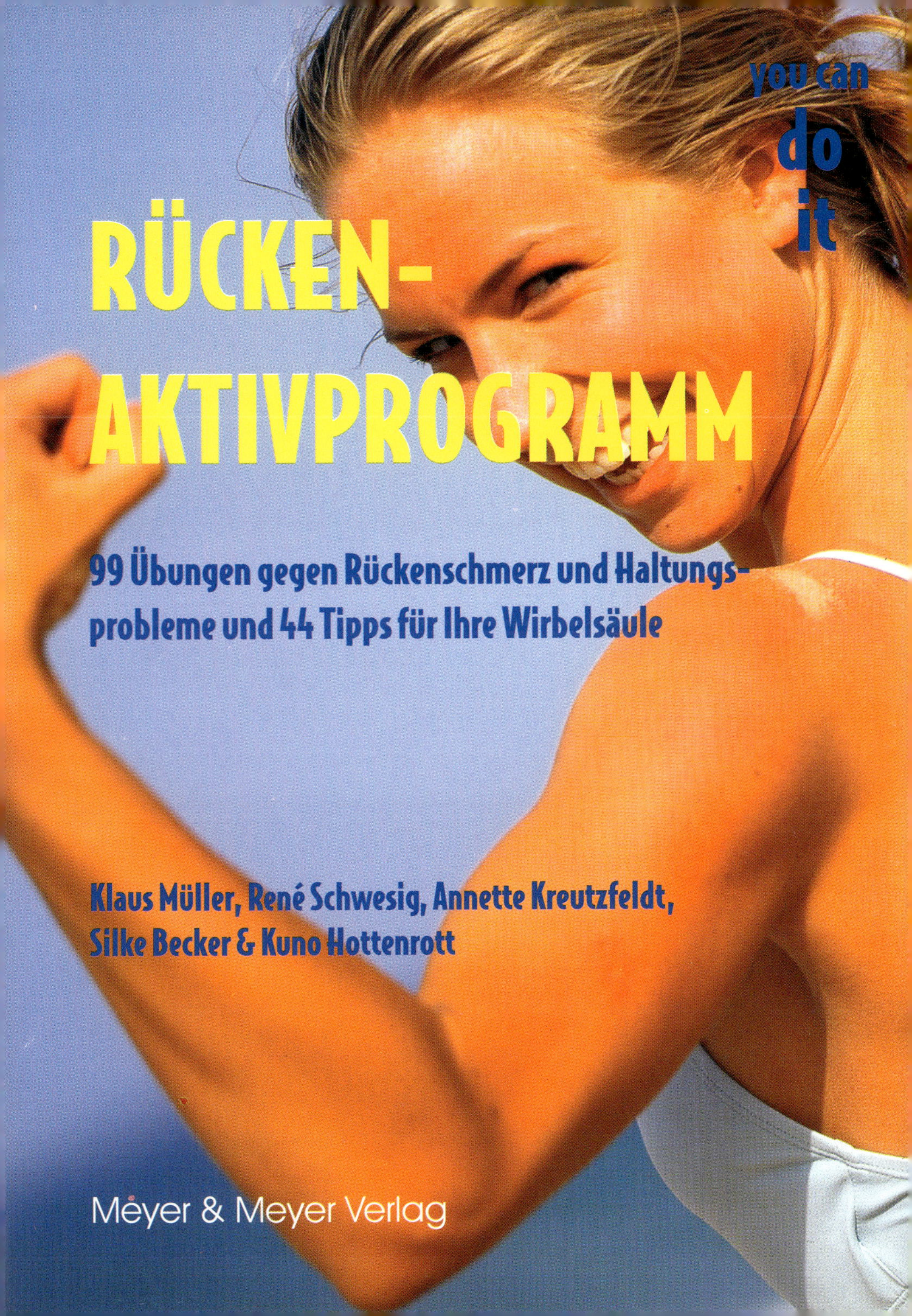

you can do it

RÜCKEN-AKTIVPROGRAMM

99 Übungen gegen Rückenschmerz und Haltungsprobleme und 44 Tipps für Ihre Wirbelsäule

Klaus Müller, René Schwesig, Annette Kreutzfeldt, Silke Becker & Kuno Hottenrott

Meyer & Meyer Verlag

Rückenaktivprogramm

Bibliografische Information Der Deutschen Bibliothek
Die Deutsche Bibliothek verzeichnet diese Publikation in der Deutschen Nationalbibliografie; detaillierte bibliografische Daten sind im Internet über http://dnb.ddb.de abrufbar.

Adelaide, Auckland, Budapest, Graz, Johannesburg, Miami, Olten (CH), Oxford, Singapore, Toronto
Member of the World
Sportpublishers' Association (WSPA)
Druck: FINIDR, s. r. o., Český Těšín
ISBN 3-89124-980-2
E-Mail: verlag@m-m-sports.com

INHALT

Geleitwort 6

Vorwort 8

1 Allgemeines zum Rückenschmerz 11

1.1 Was sind Rückenschmerzen? 12

1.2 Ursachen chronischer Rückenschmerzen 16

2 Übungsteil 18

2.1 Die aufrechte Körperhaltung – Ausgangsstellung für alle Übungen aus dem Stand und im Sitzen 19

2.2 Die tägliche Gymnastik 22

2.3 Grundübungen für das tiefe Stabilisierungssystem und zur allgemeinen Entspannung 24

2.4 Übungen zur Entspannung der Muskulatur 33

2.5 Übungen zur Kräftigung der Muskulatur 52

2.6 Sensomotorisches Training auf dem Trampolin, aerostep® und Gymnastikball 74

3 Ausdauertraining 143

3.1 Trainingsdosierung und -gestaltung 144

3.2 Ausgewählte Trainingsformen 153

4 Muskulatur und Koordination 169

4.1 Haltung und Bewegung 170

4.2 Dysbalancen der Muskulatur 174

4.3 Sensomotorisches System – „Hard- und Software" des Bewegungssystems 176

4.4 Sensomotorisches Training 179

5 Tipps und Empfehlungen rund um Ihre Wirbelsäule 182

Anhang 193

Informationen & Kontakte 193

Literatur 196

Bildnachweis 199

Über die Autoren 200

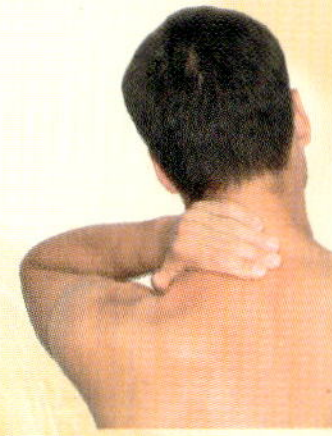

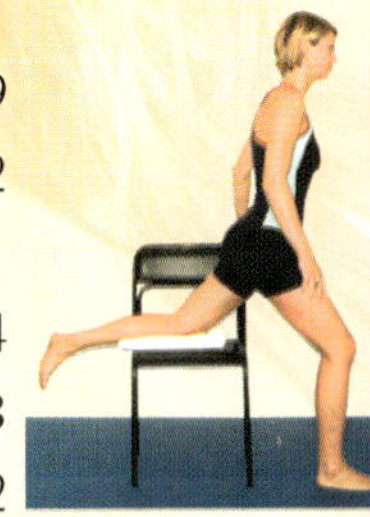

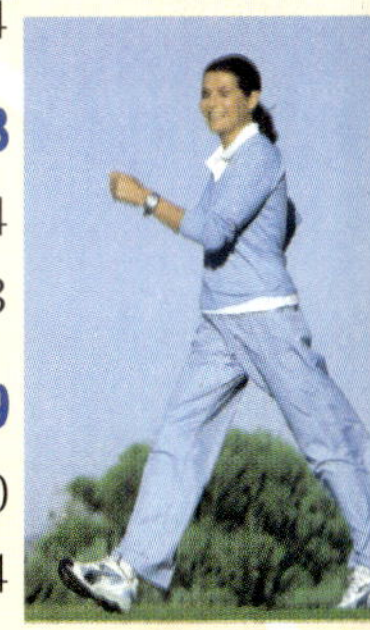

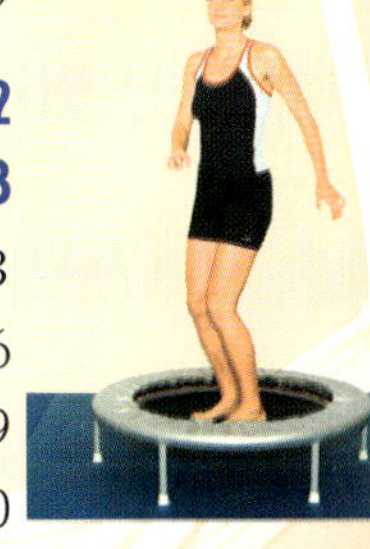

GELEITWORT

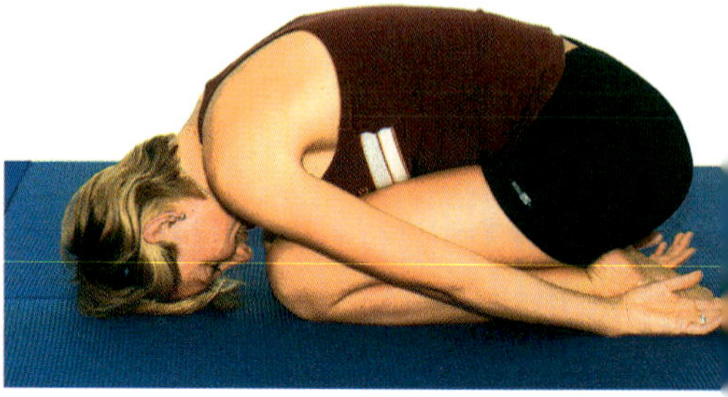

Chronische Kreuzschmerzen stellen in allen Industrieländern – nicht jedoch in den Entwicklungsländern trotz unterentwickelter medizinischer Versorgung und teilweise schwerer körperlicher Arbeit – ein großes medizinisches, persönliches und soziales Problem dar. Dabei entwickelte sich der Kreuzschmerz erst im 20. Jahrhundert zu der am weitesten verbreiteten, allgemeinen Schmerzproblematik der Menschen. Wir beobachten eine paradoxe Entwicklung: Die Arbeitsbelastung im Beruf, aber auch im Haushalt und dem täglichen Leben verringerte sich durch die Technisierung und Automatisierung immer mehr. Die Kreuzschmerzen haben aber zugenommen! Vielleicht gerade deshalb?

Das Jahrzehnt von 2000-2010 wurde durch die Weltgesundheitsorganisation (WHO) zum *Jahrzehnt der Knochen und Gelenke* erklärt, mit dem Ziel, durch Vorbeugung und Behandlung der Erkrankungen des Bewegungsapparats die Lebensqualität von Betroffenen zu verbessern. Da die häufigste Ursache des chronischen Rückenschmerzes aber in einer schlecht entwickelten Muskulatur und ungünstigen Verhaltensweisen des täglichen Lebens besteht, ist ein wesentlicher Beitrag zur Realisierung der WHO-Zielstellung die Aktivierung und Stabilisierung sowie das Training unserer Muskulatur.

Dabei kommt es nicht nur auf die Muskelkraft und die Muskelausdauer an, sondern mit zunehmender Bedeutung auch auf die Muskelkoordination als resultierende Leistung aus dem Zusammenwirken des zentralen Nervensystems mit der Skelettmuskulatur bei einem gezielten Bewegungsablauf. Wir müssen nicht nur für eine kräftige, ausbalancierte und leistungsfähige

Muskulatur sorgen, sondern wir müssen auch lernen, uns dieser Muskeln in jeder Situation sinnvoll zu bedienen.

Im vorliegenden Buch erhalten Sie präzise und nutzerfreundliche Hinweise, wie Sie Ihre Rückenprobleme aktiv beeinflussen können. Wenn Ihnen vom Arzt zur Linderung Ihres chronischen Kreuzschmerzes eine Stabilisierung der Muskulatur empfohlen wurde, können Sie mit diesem Buch die Initiative für die Gesundheit Ihres Rückens und Ihre Lebensqualität in die eigene Hand nehmen.

Lesen und Verstehen bedeutet aber nicht gleichzeitig auch **Machen**. Das Machen impliziert nicht gleichzeitig, dass **immer etwas gemacht wird**. Es kommt darauf an, täglich und lebenslang (wie beim Zähneputzen) zur Stabilisierung des Rückens beizutragen.

Viel Erfolg!

Ihr Prof. Dr. med. D. Riede

Martin-Luther-Universität Halle-Wittenberg
Sektion Physikalische und Rehabilitative Medizin
Ernst-Grube-Straße 40
06097 Halle/Saale

VORWORT

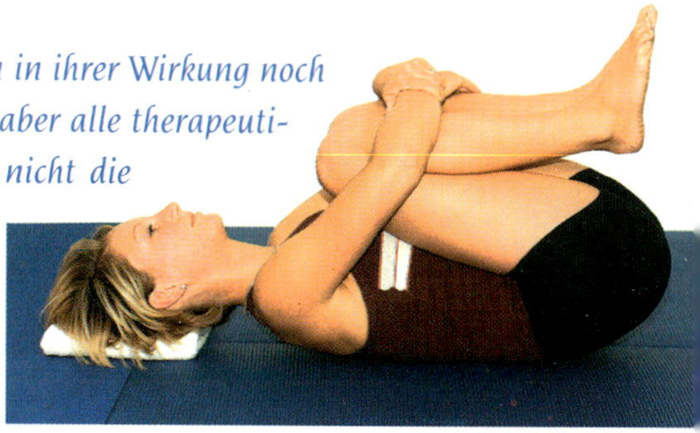

„Die Bewegung als solche kann in ihrer Wirkung noch jedes beliebige Mittel ersetzen, aber alle therapeutischen Mittel der Welt können nicht die Wirkung der Bewegung ersetzen."

(Clemens Josef Tissot, 1750-1826)

Dieser Satz besitzt auch heute noch (mehr denn je) seine uneingeschränkte Gültigkeit. Die Bewegung bzw. das körperliche Training bildet eines der einfachsten, billigsten und zugleich wirkungsvollsten „Medikamente" und lässt sich durch nichts adäquat ersetzen.

In der modernen Welt wird der Mensch körperlich immer weniger oder sehr einseitig gefordert. Der technische Fortschritt in allen Bereichen des täglichen Lebens, sei es bei der Erwerbsarbeit (computergesteuerte Systeme), der Hausarbeit (Waschmaschine, Staubsauger) oder der Fortbewegung (Auto) reduziert körperlich anstrengende Tätigkeiten, ohne dass an deren Stelle ein adäquater Ersatz treten würde.

Im gleichen Maße, wie im täglichen Leben die körperliche Belastung abnimmt, ist jedoch ein geradezu dramatischer Anstieg an Schmerzen des Bewegungssystems, vornehmlich des Rückens, zu beobachten. Man spricht auch von einer Epidemie der Neuzeit. Der Ausgleich der körperlichen Unterforderung durch ein gezieltes Übungsprogramm zur Haltungs- und Bewegungsschulung steht in diesem Ratgeber im Mittelpunkt.

Aus unserer täglichen Praxis wissen wir, dass viele Patienten Probleme mit dem regelmäßigen „Bewegen" (Üben) zu Hause haben. Sie hätten gern ein kleines Nachschlagewerk, das ihnen nach erfolgter Rehabilitation oder einigen Einheiten Krankengymnastik hilft, sich zu erinnern oder neu zu erlernen, welche Übungen sie zur Kräftigung der Rumpfmuskulatur und zum Ausgleich muskulärer Dysbalancen zu Hause selbstständig durchführen können.

Häufig benötigen sie zu erlernten Übungen auch Alternativübungen, weil sie die erlernten Übungen wegen spezieller Probleme nicht ausführen können oder wollen. Auch berichten Patienten immer wieder: „Wenn ich nur einen Zettel mit fünf Übungen in die Hand bekomme, sind mir diese nach fünf Tagen langweilig und ich werfe den Zettel in die Ecke."

Darüber hinaus sind sie natürlich daran interessiert zu erfahren, was sie zusätzlich machen können, um ihre körperliche Leistungsfähigkeit zu stabilisieren oder gar zu erhöhen. Der einfache Hinweis auf Rad fahren, Joggen oder Rückenschwimmen motiviert nicht und muss individualisiert betrachtet werden. Dies beinhaltet neben dem richtigen „Was" und „Wann" auch die entsprechende Dosierung mit Intensität (wie lange) und Häufigkeit (wie oft).

Diese Übungsanleitung soll als Trainingshilfe für zu Hause dienen. Gleichzeitig bietet es die Möglichkeit, Informationen rund um die Themen *Bewegung*, *Rückenschmerz* und *Training* zu erhalten.

Das Buch richtet sich auch an Menschen ohne Rückenschmerzen. Sie sollten die Übungen unter dem Aspekt der Vorbeugung von Rückenschmerzen durchführen.

Unsere Erfahrungen haben gezeigt, dass Rückenschmerzen häufig eine Folge über Jahre ausgebildeter muskulärer Ungleichgewichte (Dysbalancen) sind.

Alle Übungen wenden wir an Rückenschmerzpatienten seit vielen Jahren an. Sollte Ihnen dennoch eine Übung Probleme bereiten, teilen Sie uns dies mit. Auch sonst sind wir für jede Anregung und Kritik dankbar.

Merke: Jeder Ratgeber und jedes Übungsprogramm kann natürlich nur erfolgreich sein bei regelmäßigem Üben. Lesen allein hilft dem Rücken nicht.

Der altbekannte Slogan: *Nur, wer nichts macht, macht keine Fehler*! ist der erste große Fehler, den Sie als rückenschmerzgeplagter Mensch machen können.

Wir danken allen, die uns unterstützt haben, insbesondere den Kollegen Jan Paul Granert und Jeannette Müller-Pfeil, den Sportstudenten Susanne Rossmann und Andreas Wölfel, die bei den Illustrationen mitgewirkt haben sowie der Fotografin Frau Wiebke Fisser und wünschen Ihnen, liebe Leser, viel Spaß beim Ausprobieren und Nachmachen.

Klaus Müller
Annette Kreutzfeldt
René Schwesig
Silke Becker
Kuno Hottenrott

1. KAPITEL

Allgemeines zum Rückenschmerz

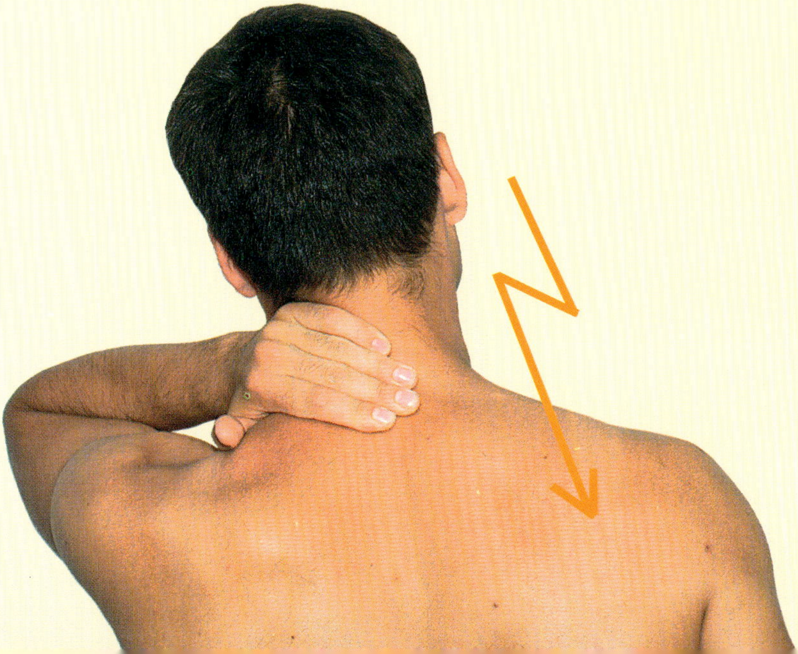

1.1 Was sind Rückenschmerzen?

Im Gegensatz zu anderen Erkrankungen, die eher rückläufig sind, zeigen Rückenschmerzen in den Industrienationen einen seit Jahren unvermindert aufwärts gerichteten Trend bezüglich Behandlungszahlen, Kosten und Invaliditätsraten, wie in Abb. 1a anhand der rückenschmerzbedingten Zunahme der Krankheits- und Invaliditätsfälle in Großbritannien deutlich zu erkennen ist. Für Deutschland (Abb. 1b) liegt nur eine Statistik bezüglich der Entwicklung der stationären Krankenhausaufenthaltstage vor, die aber einen vergleichbaren Trend zeigt.

Abb. 1a: Rückenschmerzbedingte Arbeitsausfälle [Tage pro Jahr] in Großbritannien (nach: Waddell, 1998)

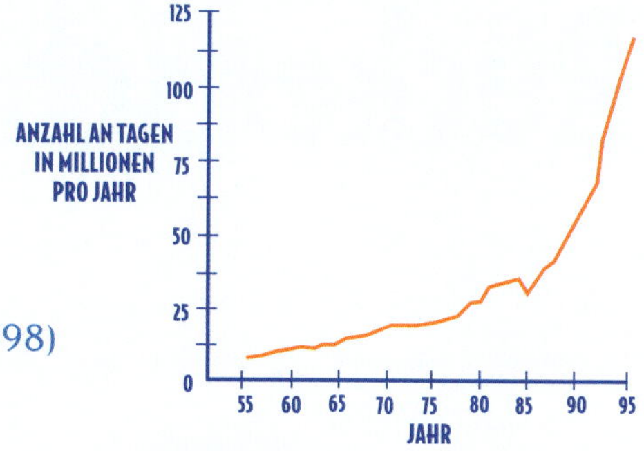

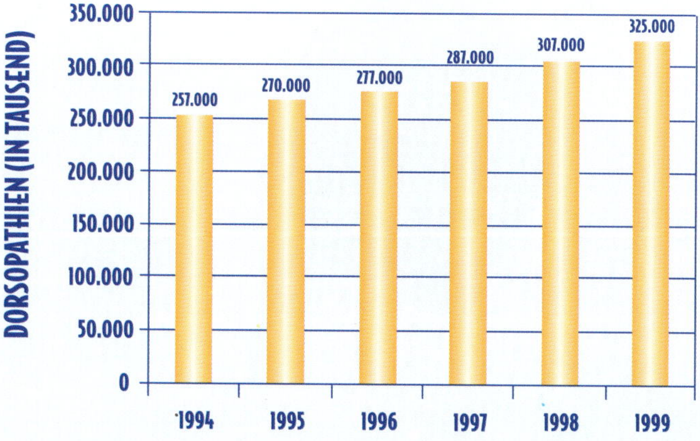

Abb. 1b: Stationäre Krankenhausaufenthaltstage wegen Rückenerkrankungen (Dorsopathien) in Deutschland von 1994-99 (nach: Statistisches Bundesamt, 2001)

Jeder zweite Patient, der einen niedergelassenen Orthopäden aufsucht, kommt auf Grund von Rückenschmerzen, bei Allgemeinmedizinern ist es jeder vierte Patient (Ludwig & Krämer, 2002). Damit entwickelte sich der Rückenschmerz in den Industriestaaten zur teuersten Erkrankung, für die allein in Deutschland jährlich rund € 18 Mrd. ausgegeben werden müssen.

Jede fünfte Berentung in Deutschland ist auf Rückenleiden zurückzuführen (Pharmametrics GmbH 1997). Lühmann, Kohlmann & Raspe (1998) schätzen, dass im Verlauf des Lebens 80 % der Deutschen von Rückenschmerzen betroffen sind.

Rückenschmerzen können grundsätzlich an der gesamten Wirbelsäule auftreten (Ludwig & Krämer, 2002), einschließlich der Brustwirbelsäule. Da Schmerzen im Bereich der Brustwirbelsäule jedoch nur selten als Rückenschmerz wahrgenommen werden (unter 2 %), – die Betroffenen klagen häufig über Atemnot, Herzschmerzen, Nacken- oder Schulterbeschwerden – werden die Begriffe *Kreuzschmerzen* und *Rückenschmerzen* vielfach gleichwertig benutzt, ähnlich wie der im angloamerikanischen Raum häufig verwendete Begriff *Low Back Pain*, der sich auf Schmerzen in der Region zwischen dem Unterrand der 12. Rippe und den Gesäßfalten bezieht (vgl. Croft & Raspe, 1995).

Die zum gegenwärtigen Zeitpunkt tragfähigste Klassifikation des Rückenschmerzes nach der zu Grunde liegenden Ursache stammt von Waddell (1998), wie in der folgenden Tabelle dargestellt:

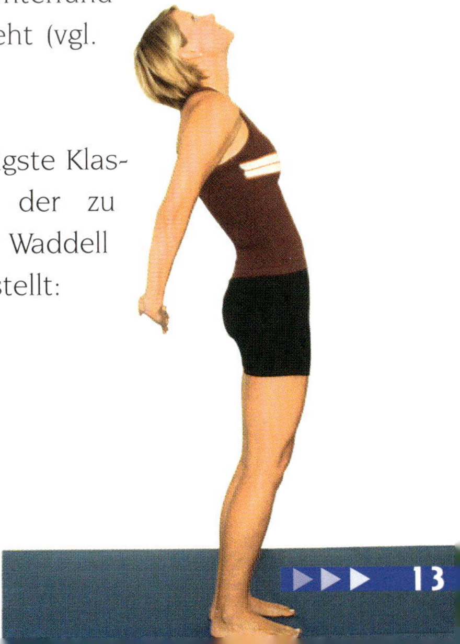

Tab. 1: Rückenschmerzklassifikation (WADDELL, 1998)

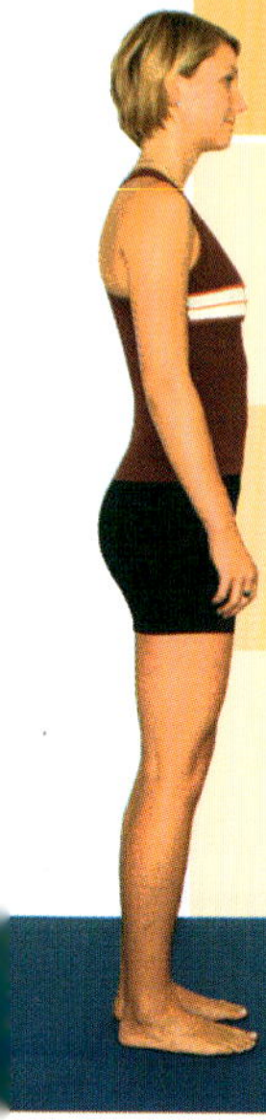

KLASSIFIKATION	AUSGEWÄHLTE BEISPIELE	HÄUFIGKEIT IN %
Einfacher (unspezifischer) Rückenschmerz	▶ Lokale und pseudoradikuläre Schmerzsyndrome	94 %
Radikuläres Syndrom	▶ Bandscheibenvorfall	5 %
Spezifischer Rückenschmerz	▶ Osteoporose ▶ Tumoren ▶ Entzündungen (Spondylitis ankylosans/ Morbus Bechterew)	1 %

Wie aus Tabelle 1 zu entnehmen ist, leidet der überwiegende Teil der Rückenschmerzpatienten am einfachen, unspezifischen Rückenschmerz. Die Bandscheibe ist entgegen der landläufigen Meinung nur für 5 % der Rückenschmerzen verantwortlich. In 1 % der Fälle steckt eine ernste organische Krankheit als Ursache hinter dem Kreuzschmerz, die durch den behandelnden Arzt in den allermeisten Fällen sehr schnell gefunden wird.

Nach Ausschluss eines Radikulärsyndroms mit Reflexausfall, Ausfall eines Muskels, der Empfindung in einem bestimmten Bereich oder unkontrolliertem Harn- bzw. Stuhlabgang kann man relativ sicher sein, zu den 94 % der Betroffenen mit einfachen Rückenschmerzen zu gehören. Für diese, aber auch für Patienten nach Abklingen eines Radikulärsyndroms oder nach Bandscheibenoperation bietet das vorliegende Buch eine Hilfe zur Verminderung oder Beseitigung von Rückenschmerzen.

Jedoch insbesondere auch bei Morbus Bechterew und Osteoporose kann es helfen, spezifische Übungsprogramme zu ergänzen, die bei diesen beiden Krankheiten die Basis jeder Behandlung bilden sollten.

Merke: Alarmsymptome eines akuten Bandscheibenvorfalls stellen den Ausfall eines Muskels (z. B. Fußheberstörung), der Empfindung in einem abgegrenzten Bereich von Gesäß oder Bein und unkontrollierter Harn- bzw. Stuhlabgang dar.

Zu den Alarmsymptomen spezifischer Rückenschmerzen gehören Allgemeinsymptome wie Abgeschlagenheit, Gewichtsverlust, Fieber, aber auch ein ausgeprägter Stauchungsschmerz oder vorwiegend nachts auftretende Schmerzen.

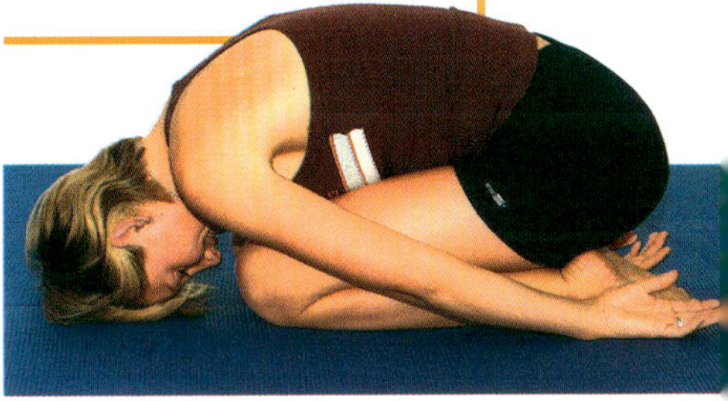

1.2 Ursachen chronischer Rückenschmerzen

Unspezifische Rückenprobleme haben vielfältige Ursachen, die gleichermaßen im körperlichen wie im seelischen und sozialen Bereich zu suchen sind (siehe Abb. 2).

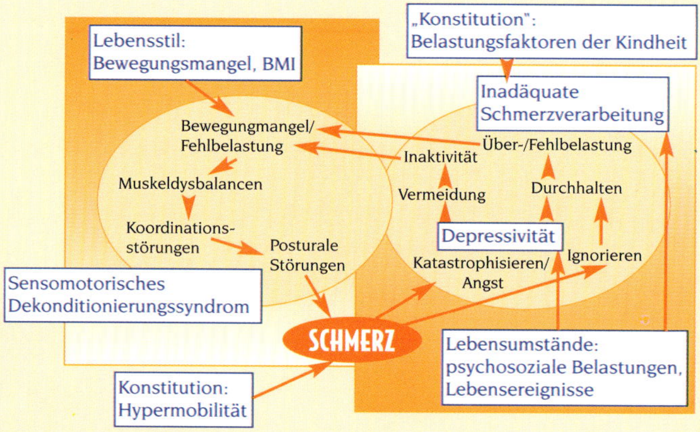

Abb. 2: Somatische und psychosoziale Risikofaktoren der Schmerzchronifizierung (vgl. Fikentscher et al., 2002)

Das Bewegungssystem betreffend, lassen sich folgende Ursachen benennen:

!

- Schwache, verkürzte, schlecht koordinierte Muskulatur
- Ständige Fehlhaltung
- Muskelverspannungen
- Bewegungsmangel
- Fehl- und Überbelastung.

Auf Grund unserer überwiegend sitzenden Lebensweise kommt es zu einer Abschwächung und Fehlfunktion der Muskulatur, vor allem des tiefen muskulären Stabilisierungssystems der Wirbelsäule, wie am Ende dieses Buches beschrieben wird. Teile der oberflächlichen Muskulatur übernehmen durch vermehrte Spannungsentwicklung die Haltearbeit, während andere Muskeln gehemmt werden und abschwächen.

Die auf diese Weise entstehenden **muskulären Dysbalancen** verursachen ihrerseits typische Muster für Haltungsstörungen (siehe Abb. 3). Dabei wird das normale Zusammenspiel der Muskulatur gestört, es kommt zu Koordinationsstörungen innerhalb der Muskeln und Muskelketten.

Muskuläre Dysbalancen und Koordinationsstörungen stellen auf der körperlichen Seite das Hauptproblem beim chronischen Rückenschmerz dar.

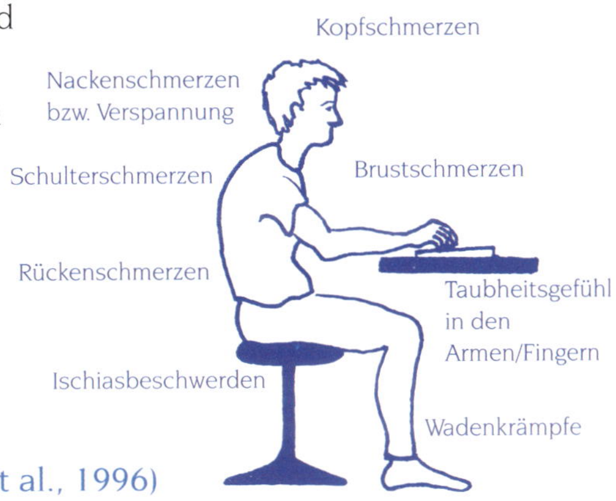

Abb. 3: Fehlhaltung am Computer (nach: Schmidt et al., 1996)

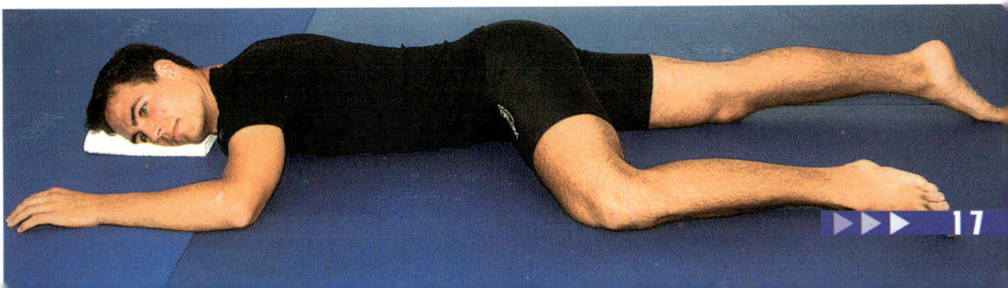

2. KAPITEL

Übungsteil

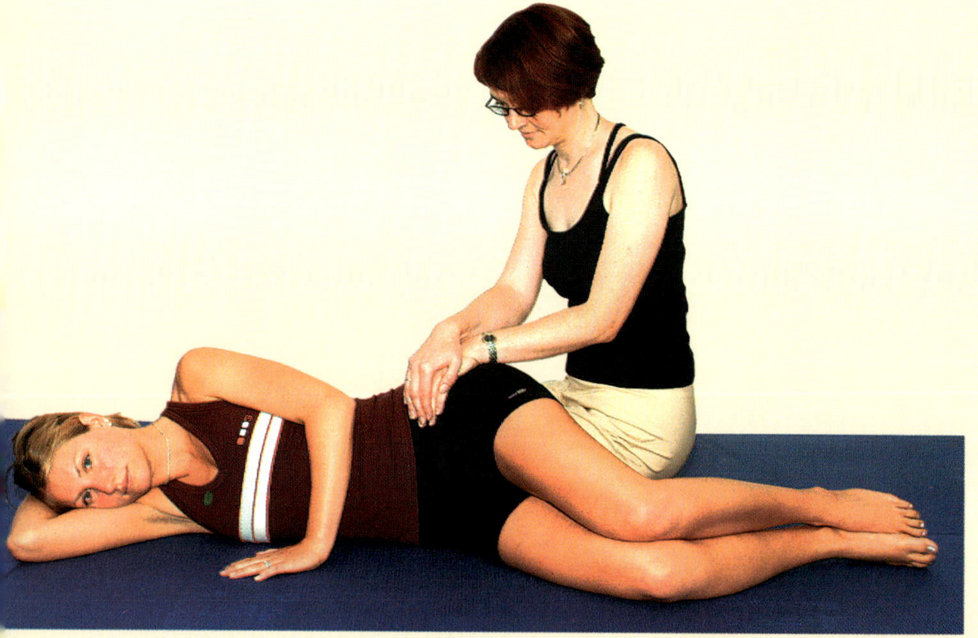

2.1 Die aufrechte Körperhaltung – Ausgangsstellung für alle Übungen aus dem Stand und im Sitzen

Als Grundlage aller folgenden Übungen soll hier die Erarbeitung der aufrechten Körperhaltung beschrieben werden. Ein Spiegel kann zur Kontrolle herangezogen werden.

Wir beginnen mit der Aufrichtung im Stand:
Die Füße werden hüftbreit auseinander auf den Boden aufgestellt, die Fußspitzen zeigen ganz leicht nach außen. Die Knie sollen etwas gebeugt sein (dynamisch) und ebenfalls leicht nach außen zeigen.

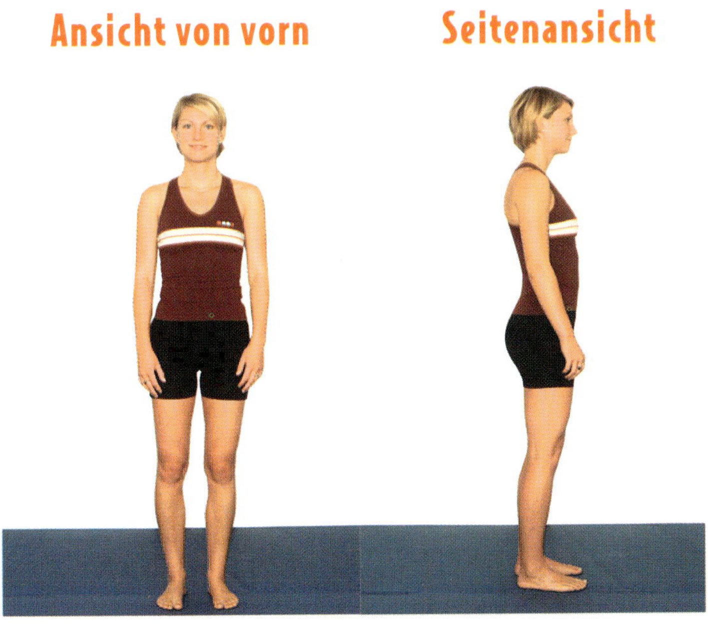

Abb. 4 a-b: Aufrechter Stand

Das Becken ist leicht nach vorn gekippt, weder in rückgekippter Stellung noch in Hohlkreuzstellung (Hyperlordose). Die Brustwirbelsäule ist aufgerichtet, das Brustbein ist gehoben, als wollte man stolz einen Orden zur Schau stellen. Das Kinn wird etwas herangezogen, der Blick ist nach vorn gerichtet und der Kopf völlig frei beweglich. In dieser Stellung kann man ein Buch oder einen Krug auf dem Kopf transportieren.

Zum Erspüren der **richtigen** Beckenkippung lässt sich folgende Übung ausführen:

Man stellt sich vor, man muss eine Kiste auf einen sehr hohen Schrank stellen und hebt dazu die Arme (mit oder ohne Kiste) über den Kopf. Jetzt wird abwechselnd das Becken nach hinten gekippt (aufgehobene Lendenwirbelsäulenkrümmung) bzw. ein Hohlkreuz gemacht (Hyperlordose). In der Mitte zwischen diesen beiden Extremen liegt die Stellung, in der man die Kiste am höchsten heben kann – dies ist die richtige Beckenstellung für eine vollständige Aufrichtung der Wirbelsäule. Diese Wahrnehmungsübung sollte man bis zum sicheren Erspüren der richtigen Beckenkippung täglich wiederholen.

! Bei allen folgenden Übungen sollen die Hände offen, d. h. die Finger gestreckt sein. Das Greifen eines Gegenstandes (Stab, Theraband, Ball) aktiviert automatisch das Beugermuster der Muskulatur und arbeitet damit der aktiven Aufrichtung entgegen. Die Ellbogen sollen ebenso wie die Kniegelenke bei allen Übungen etwa in 5-10° Beugung belassen werden (dynamisch).

Merke: Das Erlernen des aufrechten Stands und Gangs ist der Schlüssel zum Erfolg Ihres Rückentrainings.

Die aufrechte Körperhaltung im Sitzen lässt sich am besten auf dem Gymnastikball erarbeiten (zur richtigen Ballgröße, siehe Kap. 2.6). Hierbei zeigen Knie und Fußspitzen ebenfalls in einem Winkel von 20-30° nach außen. Die Oberschenkel sollen leicht abwärts geneigt sein.

Die Rundung des Balls erleichtert die korrekte Beckenkippung, die leichte Vor- und Rückwärtsbewegung des Balls und fördert die aktive Wahrnehmung der Beckenstellung. Jetzt erfolgt auch im Sitzen als wichtigstes die Aufrichtung des Brustbeins (Orden auf der Brust!) und damit die Rückkippung des Kopfs mit Entlastung der Kopf- und Kiefergelenke.

Hat man keinen Ball zur Verfügung, setzt man sich auf die Vorderkante eines Stuhls, der eventuell durch ein Kissen erhöht werden muss. Idealerweise verwendet man dazu einen Keil (Sanitätsgeschäft), sodass die Sitzfläche leicht nach vorn abfällt. Dies erleichtert die richtige Beckenkippung. Alternativ kann auch ein Ballkissen verwendet werden.

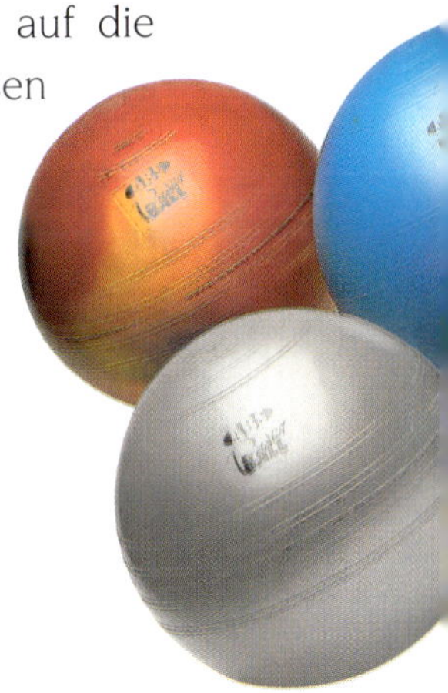

2.2 Die tägliche Gymnastik

Das tägliche Training muss so in den Alltag integriert werden wie beispielsweise das Zähneputzen.

Es muss zum festen Bestandteil Ihres Tagesablaufs werden, unabhängig davon, ob Sie arbeiten, Urlaub haben, zu Hause oder auf Reisen sind, das Wetter sonnig oder regnerisch ist und das Fernsehprogramm Sie interessiert oder nicht.

Wichtig

Wichtig für die Umsetzung des Trainingsprogramms ist seine Praktikabilität, d. h., der Übende sollte möglichst jederzeit und überall ohne Hilfe sein Programm durchführen können.

Idealerweise gestalten Sie die täglichen Trainingseinheiten als einen Höhepunkt Ihres Tages. Ziehen Sie bequeme Kleidung an, legen Sie Ihre Lieblingsmusik auf, schalten Sie Störquellen aus (Türklingel; Telefon).

Fragen Sie eventuell Ihren Partner, ob er bei diesen Übungen mitmachen will – *„geteiltes Leid ist halbes Leid"* oder *„gemeinsam macht es mehr Spaß"* – und stellen Sie sich ein Erfrischungsgetränk zu den Übungen bereit (vgl. S. 151).

Dies stellt den Optimalzustand dar, den Sie sich, wann immer möglich, gönnen sollten. Leider zwingt der Alltag oft zu Kompromissen. Deshalb verzichten Sie nicht auf Ihre tägliche Übungseinheit, auch wenn die Zeit knapp ist.

Wenig ist besser als gar nichts!

Das Übungsprogramm soll zum Ausgleich der täglichen körperlichen Belastung dienen und unter der Zielstellung stattfinden, mit einem minimalen Zeit- und Krafteinsatz ein Maximum an Koordination zu erreichen. Dafür sollten Sie sich täglich 10–15 Minuten Zeit nehmen, eventuell auch auf kleinere Zeiteinheiten verteilt (z. B. 2 x 5 min).

Stellen Sie sich kurze Übungsfolgen zusammen (z. B. aus drei Entspannungs- und zwei Kräftigungsübungen) oder versuchen Sie, während der abendlichen Nachrichtensendung, so lange wie möglich, ohne Bodenkontakt der Füße auf dem Gymnastikball das Gleichgewicht zu halten. Oder stellen Sie sich zum Telefonieren auf das Trampolin und schwingen einfach auf und ab.

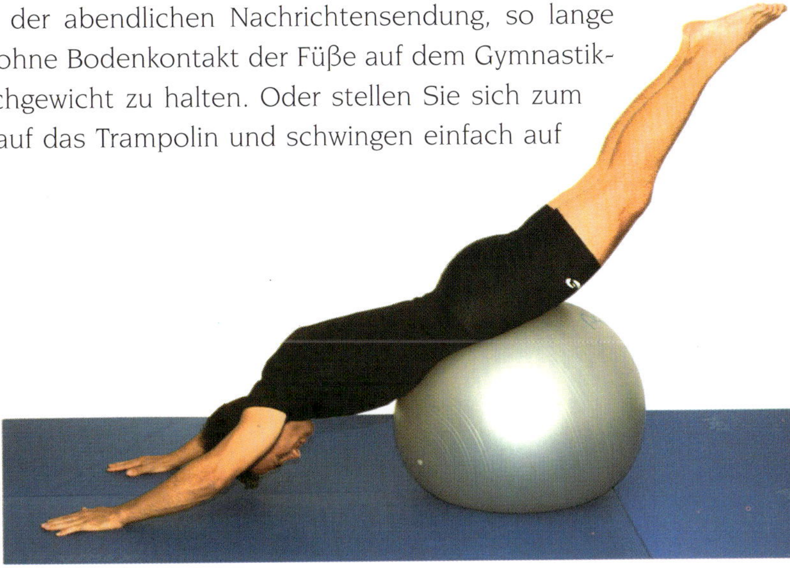

2.3 Grundübungen für das tiefe Stabilisierungssystem und zur allgemeinen Entspannung

Übung 1: Fahrstuhlübung

Diese Übung, die eigentlich aus der Rückbildungsgymnastik der Wöchnerinnen kommt, bewirkt sowohl eine Entspannung als auch eine Kräftigung der Beckenbodenmuskulatur. Als Übung für das tiefe Stabilisierungssystem (Bauchblase) sollte sie wie die Zwerchfellübung (s. S. 26) Bestandteil **jeder** Übungsfolge sein. Wenn Sie es einmal nicht schaffen, Ihre tägliche Übungszeit einzuhalten, dann führen Sie an diesem Tag nur 2 x die Fahrstuhlübung durch (z. B. in einer langweiligen Sitzung, einer Warteschlange oder im Fahrstuhl).

Ausgangsposition:

Seitlage, die obere Hand liegt auf dem Kreuzbein mit dem Mittelfinger auf der Steißbeinspitze; nach dem Erlernen der Übung auch im Sitzen oder Stehen.

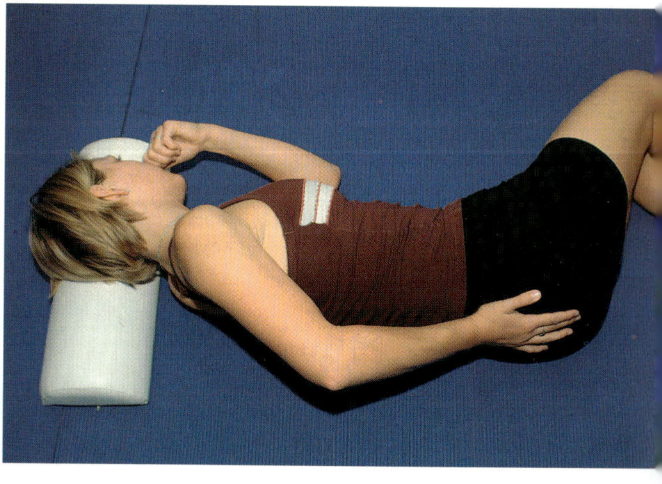

Abb. 5:
Fahrstuhlübung im Liegen

Stellen Sie sich vor, dass Sie Ihren Darm nach innen oben in Richtung Nabel ziehen (als ob er etwas einsaugen will). – Der „Fahrstuhl" (Beckenboden) fährt nach oben:

Ca. 20 Sekunden Anspannung, bis der Beckenboden („Fahrstuhl") oben angekommen ist, dann ganz langsam wieder entspannen (20 s), bis der „Fahrstuhl" (Beckenboden) wieder unten ankommt.

Die Übung 3 x wiederholen, dabei weiteratmen.

Wichtig

Wichtig ist, dass der gesamte Ablauf langsam-fließend durchgeführt wird (20 s unbedingt einhalten).

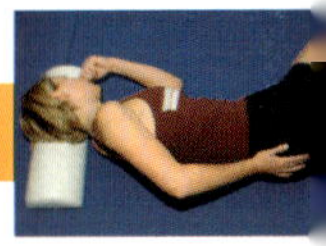

Wirkung/Feedback:

- Wenn Sie die Übung zum ersten Mal durchführen, halten Sie mit der anderen Hand die Nase zu. Der Druck des „Ansaugens" überträgt sich vom Beckenboden über das Zwerchfell bis zur Nase oder bis zum Ohr. Es kann sogar zu einem Knacken im Ohr kommen.

- Nachdem diese Übung im Liegen beherrscht wird, kann sie auch im Sitzen oder im Stehen durchgeführt werden. Das Zuhalten der Nase kann, nachdem die Übung beherrscht wird, weggelassen werden.

- Der Beckenboden ist motorisch so „geschaltet", dass er beim Ausatmen angespannt und beim Einatmen entspannt wird (im Gegensatz zu den meisten anderen Muskeln). Lassen Sie den „Fahrstuhl" deshalb während der Ausatmung immer ein paar „Etagen" höher fahren und während der Einatmung „anhalten".

Zwerchfellentspannungsübungen

Übung 2: Atemübung 1

Ausgangsposition:

Aufrechter Stand, Sitz (siehe Kap. 2.1) oder auch im Liegen, die Hände liegen beidseits auf dem Rippenbogen.

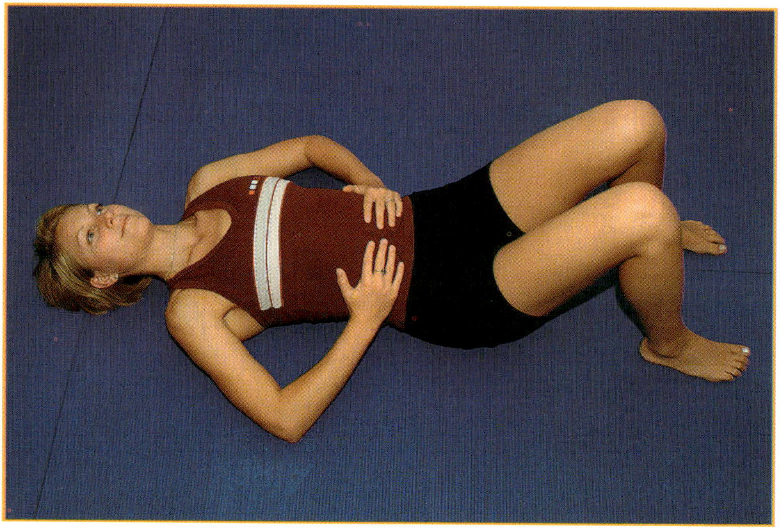

Abb. 6: Atemübung 1 im Liegen

Einatmen bis zur Mittelstellung („Lunge halb voll"). Dann die Nase zuhalten. Pressen Sie nun in die Ausatemrichtung ohne Ausatemmöglichkeit, da die Nase zu ist, und konzentrieren Sie sich dabei auf das Zwerchfell. Das Zwerchfell wird nach unten gedrückt. Die Nase freigeben und langsam ausatmen.

Diese Übung wird 3 x wiederholt und beim dritten Mal wird eine maximale Ausatmung mit Einziehen des Nabels nach innen durchgeführt (Bauchmuskelaktivierung).

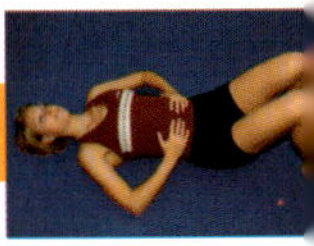

Wirkung/Feedback:

- Die Bauchmuskeln bilden die Gegenspieler des Zwerchfells und die maximale Anspannung, insbesondere der schrägen, tiefen Bauchmuskeln (M. transversus abdominis), führt zusätzlich zu einer Entspannung des Zwerchfells.
- Entspannung des Zwerchfells.
- Spürbare Verlängerung der Ausatmung.
- Entspannung von Rückenstreckern und Hüftbeugern, „Auflösung" eines Hohlkreuzes (der Rücken liegt nach der Übung flach auf).

Übung 3: Atemübung 2

Ausgangsposition:

Wie bei „Atemübung 1".

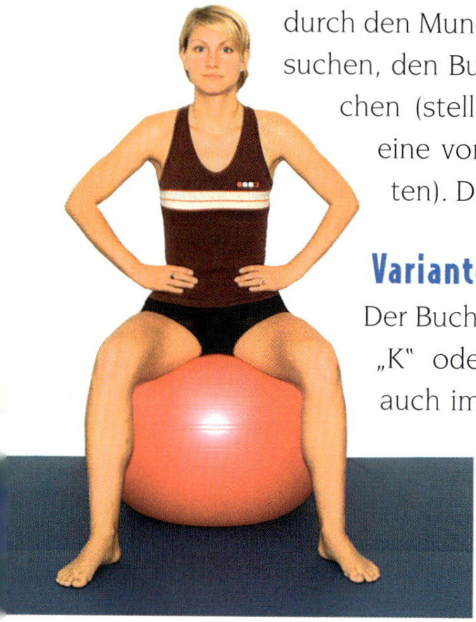

Durch die Nase tief einatmen und so langsam wie möglich durch den Mund ausatmen. Während der Ausatmung versuchen, den Buchstaben „P" so oft wie möglich zu sprechen (stellen Sie sich vor, dass Sie mit jedem „P" eine vor Ihnen stehende Kerze ausblasen möchten). Diese Übung 3 x wiederholen.

Variante:

Der Buchstabe „P" kann durch die Buchstaben „T", „K" oder „Sch" ersetzt werden. Die Übung ist auch im Stehen oder Sitzen durchführbar. Beachten Sie die aufrechte Haltung (Kap. 2.1)!

Abb. 7: Atemübung im Sitzen

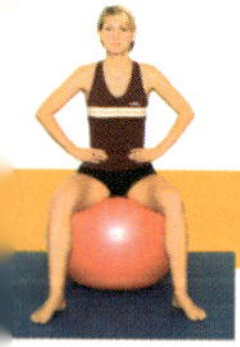

Wirkung/Feedback:

- Entspannung des Zwerchfells.
- Spürbare Verlängerung der Ausatmung.
- Entspannung von Rückenstreckern und Hüftbeugern, „Auflösung" eines Hohlkreuzes (der Rücken liegt nach der Übung flach auf).

Übung 4: Reflektorische Entspannung der Rückenstrecker (Partnerübung)

Ausgangsposition:

Seitlage auf Matte oder Liege, Partner steht oder kniet schräg dahinter.

Der Übungspartner legt seine Hände an den Beckenkamm des Übenden und zieht leicht nach hinten (gibt Widerstand). Der Übende spannt dagegen und lässt sich nicht nach hinten ziehen. Wenige Sekunden halten, dann die Hände freigeben, Spannung lösen. Nach wenigen Sekunden erneut Widerstand geben (ca. 8-10 x).

Wichtig ist ein unrhythmisches Üben (z. B. Spannen, Spannen, Lösen, Spannen, Lösen, Spannen, Lösen, Lösen, Lösen, Spannen, Spannen usw.).

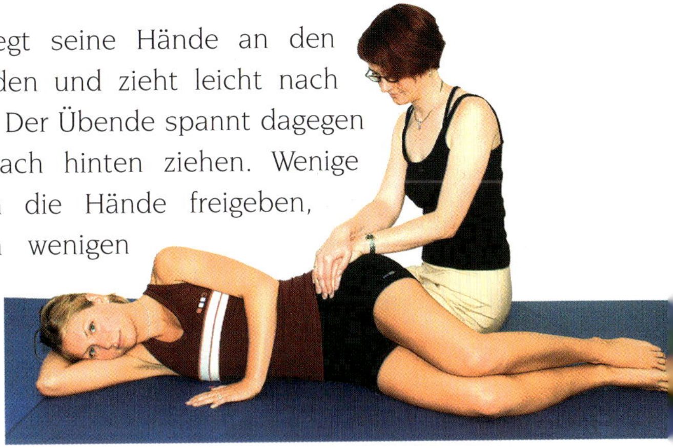

Abb. 8: Reflektorische Entspannung der Rückenstrecker

Wirkung/Feedback:

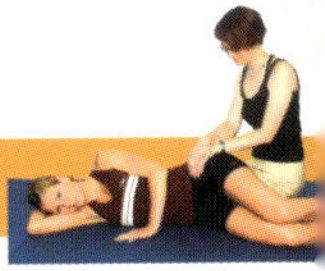

- Entspannung der Rückenstrecker.
- Nach der Übung liegt die Lendenwirbelsäule in Rückenlage flach auf der Unterlage auf, keine Hohlkreuzstellung mehr.

Weitere Übungen zum Training des tiefen Stabilisierungssystems sind vor allem die weiter hinten beschriebenen aerostep®- und Trampolinübungen, vor allem im Einbeinstand. Durch diese Übungen können auch die kurzen, monosegmentalen Rückenstrecker trainiert werden, die dem Willen entzogen sind (reflektorische Aktivierung durch Gleichgewichtsreiz).

Übung 5: Flankendehnung (Wärmflaschenübung)

Ausgangsposition:

Seitlage, untere Hand unter dem Kopf, obere Hand liegt vor dem Körper, Beine leicht angewinkelt. Die untere Flanke wird durch eine Rolle unterlagert (z. B. aus Handtüchern).

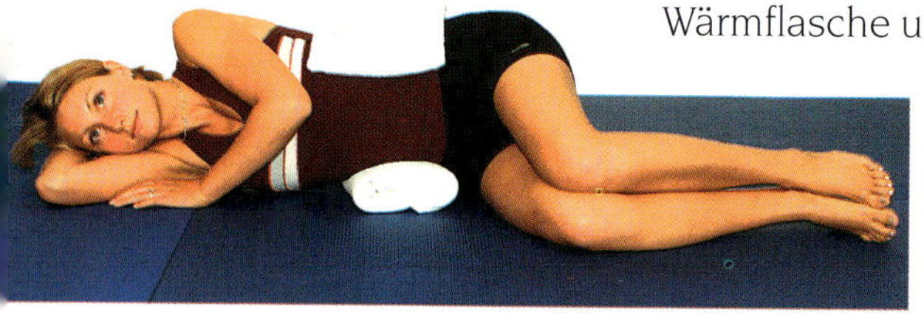

Legen Sie auf die obere Flanke eine gefüllte Wärmflasche und atmen Sie 5 min lang ein und aus, sodass sich die Wärmflasche mehrere Zentimeter hebt und senkt.

Anschließend auf die andere Seite legen. Bei Streckung des oberen Beins und Arms wird die Flankendehnung verstärkt.

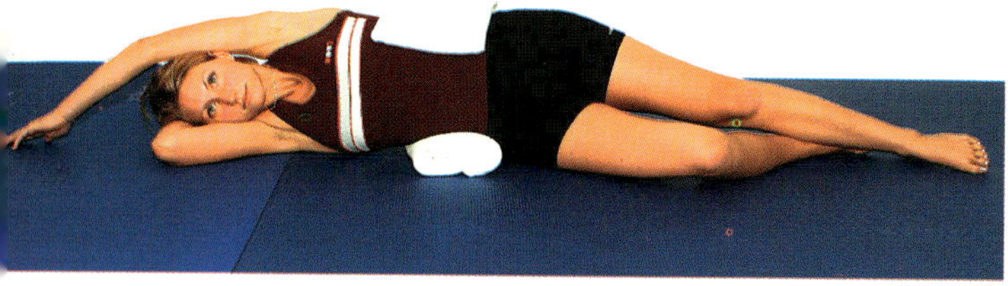

Abb. 9 a-b: Flankendehnung

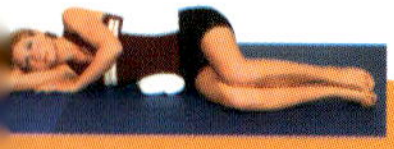

Wirkung/Feedback:

- Entspannung des Flankenmuskels (M. quadratus lumborum).
- Entspannung von Zwerchfell sowie (reflektorisch) von Hüftbeugern und Rückenstreckern.

Übung 6: Päckchenstellung

Ausgangsposition:

Kniestand.

Legen Sie sich aus dem Kniestand nach vorn auf Ihre Oberschenkel, bis Sie den Kopf auf dem Boden ablegen können. Die Arme liegen entspannt neben dem Körper.
Bleiben Sie in dieser Position so lange, wie Sie Ihnen angenehm ist.

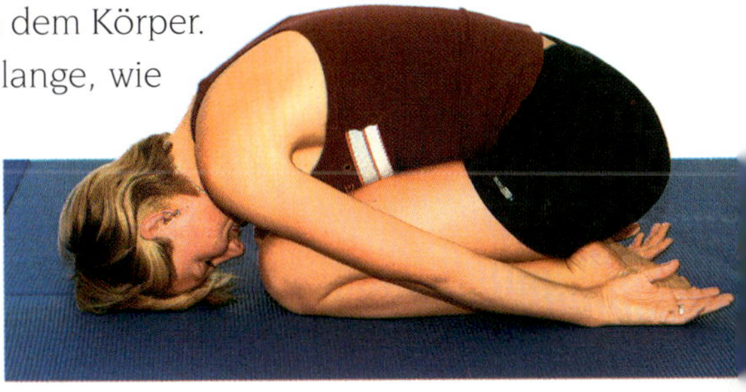

Abb. 10: Päckchenstellung

Wirkung/Feedback:

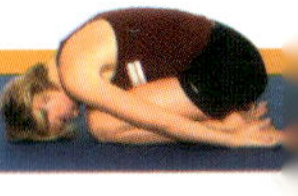

- Ganzkörperentspannung.

Übung 7: Schaukelstellung

Ausgangsposition:

Rückenlage, Kopf eventuell mit Kissen unterlagern.

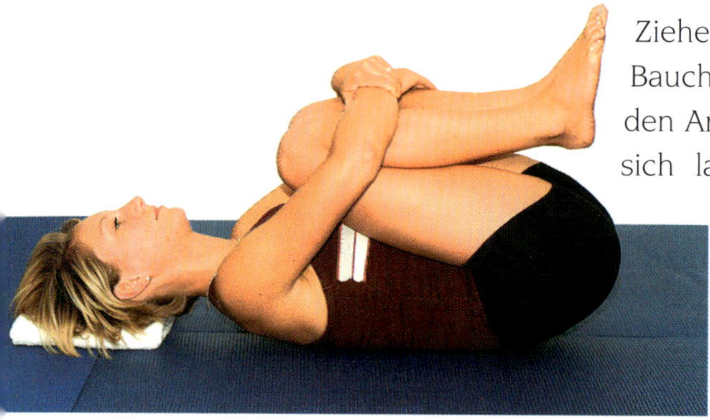

Ziehen Sie die Beine bis zum Bauch an und umfassen Sie mit den Armen Ihre Knie. Lassen Sie sich langsam von rechts nach links rollen und zurück, so lange es Ihnen angenehm ist.

Abb. 11: Schaukelstellung

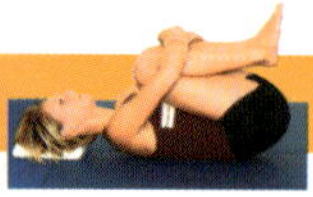

Wirkung/Feedback:

- Ganzkörperentspannung.

2.4 Übungen zur Entspannung der Muskulatur

Alle Entspannungsübungen werden nach dem Prinzip der *post-isometrischen Relaxation* (PIR) durchgeführt. Sie wird deshalb nicht als Dehn-, sondern als Entspannungsübungen bezeichnet.

Am besten ist es, die Übungen zunächst mit einem Therapeuten einzuüben.

!

Folgende Vorgehensweise wird empfohlen:

1. Den verspannten Muskel anspannen (minimale Kraftentwicklung).

2. Spannung halten für 10 s, tief einatmen.

3. Ausatmen, die Spannung lösen.

4. Entspannen für 10-20 s, in Dehnstellung gehen.

Führen Sie keine ruckartigen oder federnden Bewegungen aus, sondern bemühen Sie sich um eine langsame und kontrollierte Übungsausführung (z. B. mit der Schwerkraft in die Dehnstellung sinken lassen).

Alle Übungen 3-4 x wiederholen.

Einige Übungen sind aus dem Bereich des Yoga entlehnt und als solche gekennzeichnet. Viele dieser Übungen folgen ebenfalls dem Prinzip der *postisometrischen Relaxation*.

Entspannung – Übungen aus dem Stand

Übung 8: Entspannung der Hüftbeuger

Ausgangsposition:

Aufrechter Stand, linkes Knie stützt auf einem Stuhl (oder Liege oder Bank) bei gestrecktem Hüftgelenk; geeignete Höhe beachten (!).

Linkes Knie gedanklich in Richtung Bauch ziehen, ohne dass eine Bewegung stattfindet. – 10 s halten – Spannung lösen; Gewichtsverlagerung auf das Standbein bei gleichzeitiger Kniebeugung, bis ein Ziehen in der linken Leiste auftritt.

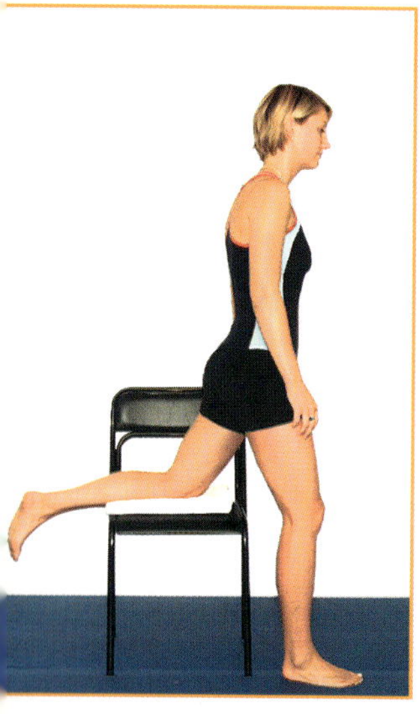

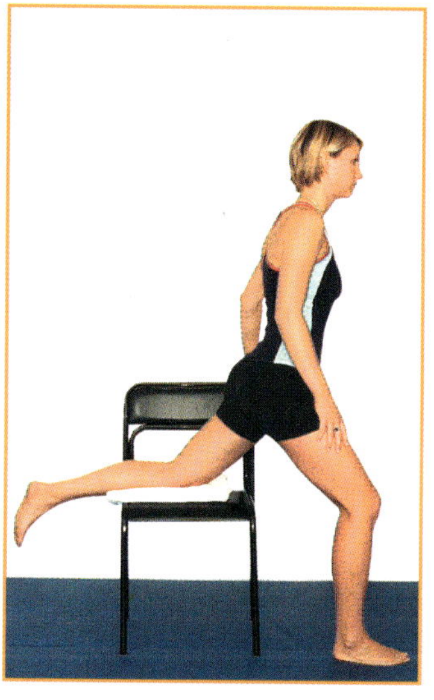

Den Oberkörper unbedingt aufrecht lassen, vermeiden Sie ein Hohlkreuz oder eine Drehung des Beckens. Zur Kontrolle können Sie die Hände auf dem Beckenkamm abstützen.

Abb. 12 a-b: Entspannung der Hüftbeuger

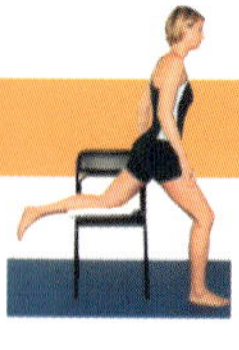

Wirkung/Feedback:

- Entspannung der Hüftbeuger (M. iliopsoas).
- Ziehen in der Leistengegend.

Übung 9: Entspannung der Kniestrecker

Ausgangsposition:

Aufrechter Stand; das Knie wird angebeugt, die Hüfte gestreckt; die Hand fasst den Fuß am Knöchel; die andere Hand stützt an Wand/Stuhl.

Drücken Sie den Fuß in die Hand (stellen Sie sich vor, Sie wollen das Knie strecken) – 10 s halten – Spannung lösen und mit der Hand die Ferse weiter Richtung Gesäß ziehen. Beachte: Beide Knie bleiben nebeneinander, keine Hüftbeugung, kein Hohlkreuz.

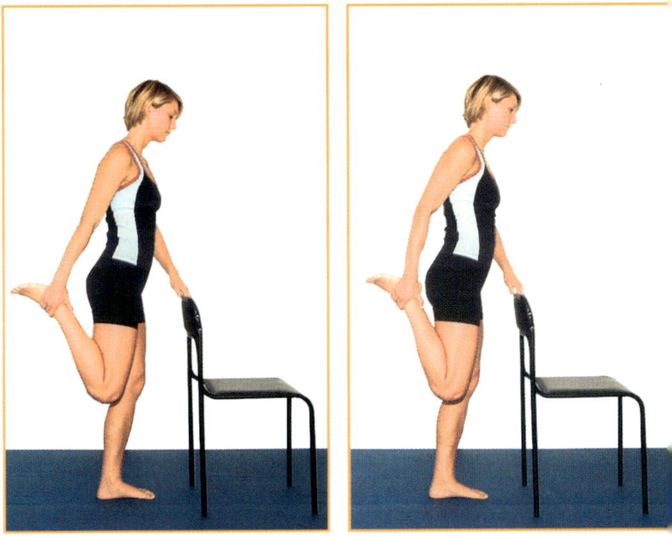

Abb. 13 a-b:
Entspannung der Kniestrecker

Wirkung/Feedback:

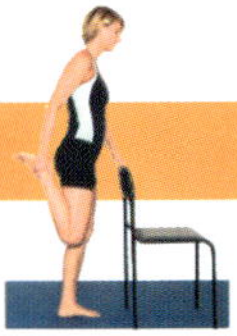

- Entspannung der Kniestrecker (M. rectus femoris).
- Ziehen an der Oberschenkelvorderseite.

Übung 10: Entspannung der Kniebeuger

Ausgangsposition:

Aufrechter Stand. Das zu dehnende Bein stützt vor dem Körper mit der Ferse auf einem Stuhl (Treppenstufe o. Ä.), beide Knie sind gestreckt. Die Hände stützen auf dem Beckenkamm (das Becken zeigt gerade nach vorn) oder auf dem Oberschenkel, der Rücken bleibt gerade.

Drücken Sie die Fersen nach unten (in den Stuhl [1]) – 10 s halten – Spannung lösen, Oberkörper nach vorn neigen, Stirn in Richtung des Knies [2], Knie gestreckt lassen.

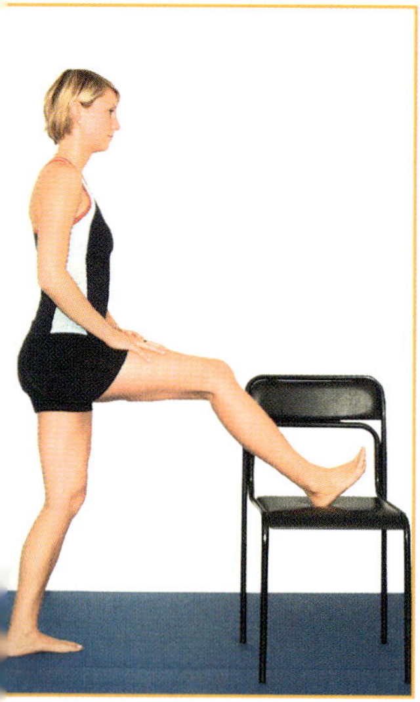

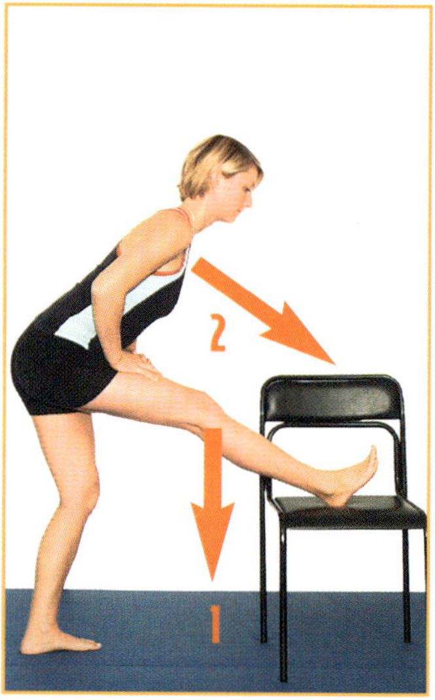

Abb. 14 a-b: Entspannung der Kniebeuger und Hüftstrecker

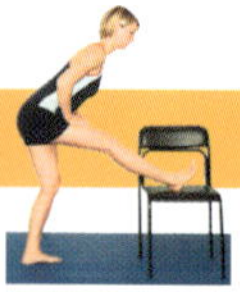

Wirkung/Feedback:

- Entspannung der Kniebeuger und der Wadenmuskulatur.
- Ziehen an der Oberschenkel- und Unterschenkelrückseite.

Übung 11: Schieber

Ausgangsposition:

Aufrechter Stand. Beide Fußspitzen zeigen nach vorn. Das vordere Bein ist in Hüft- und Kniegelenk gebeugt, das hintere Bein ist in Hüft- und Kniegelenk gestreckt.

Stellen Sie sich auf die Zehenspitzen des hinteren Beins – 10 s halten – Spannung lösen – Gewichtsverlagerung auf das vordere Bein so weit, dass die hintere Ferse auf dem Boden aufsetzt.

Variante:

Das hintere Bein ist im Kniegelenk gebeugt.

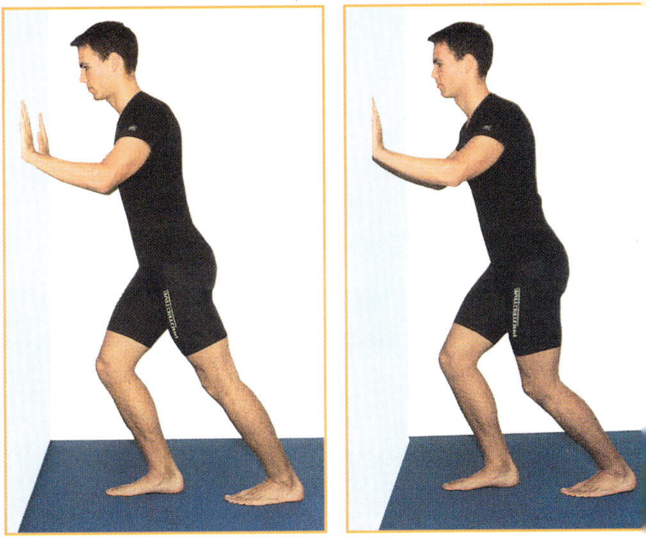

Abb. 15 a-b:
Entspannung der Wadenmuskulatur

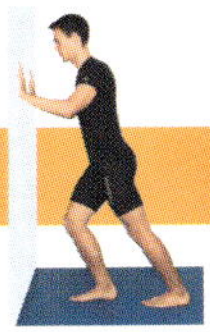

Wirkung/Feedback:

- Entspannung der Wadenmuskulatur.
- Ziehen an der Unterschenkelrückseite.

Übung 12: Brustdehnung (Yoga)

Ausgangsposition:

Aufrechter Stand, Arme locker neben dem Körper.

Heben Sie die Arme nach vorn in die Waagerechte, die Handflächen sind nach außen gerichtet. Drehen Sie die Arme in einem weiten Kreis langsam nach hinten, bis die Hände sich fassen können. Neigen Sie den Oberkörper bei gefassten Händen nach hinten – 10 s halten (3-4 Atemzüge). – Neigen Sie sich anschließend, so weit wie möglich, nach vorn. Weiteratmen (4-5 Atemzüge), entspannen, nicht nachfedern (2 x wiederholen).

Variante:

Stellen Sie bei der dritten und vierten Wiederholung beim Vorneigen das rechte bzw. linke Bein um eine Schrittlänge nach vorn.

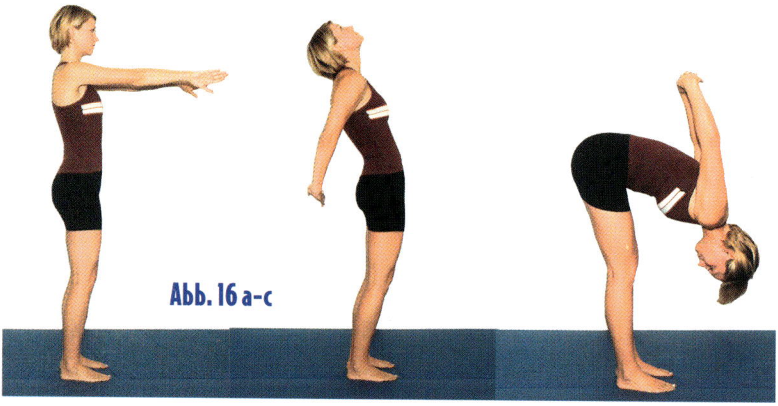

Abb. 16 a-c

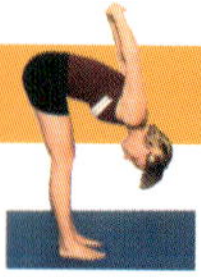

Wirkung/Feedback:

- Entspannung der Brustmuskulatur.
- Entspannung und Kräftigung der Rückenmuskulatur.
- Ziehen entlang der Wirbelsäule.

Entspannung – Übungen aus dem Vierfüßlerstand

Übung 13: Katzenbuckel

Ausgangsposition:

Vierfüßlerstand; Knie und Hände parallel nebeneinander.

Machen Sie abwechselnd einen Katzenbuckel und ein leichtes Hohlkreuz, wechseln Sie dabei ganz langsam und fließend zwischen diesen beiden Stellungen.

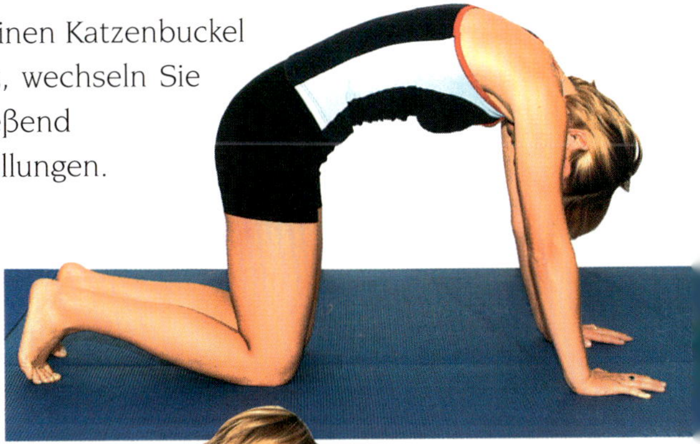

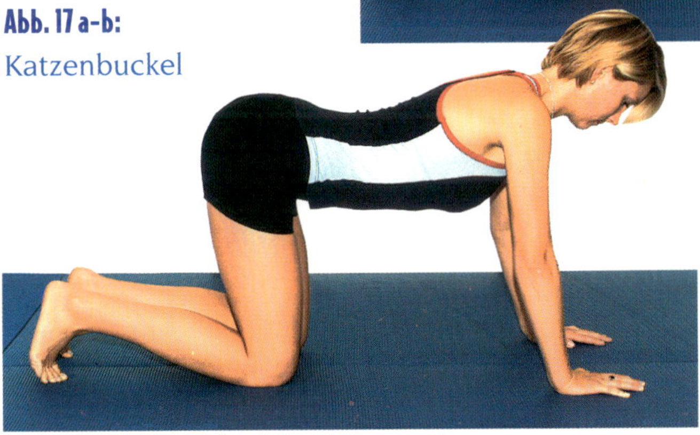

Abb. 17 a-b:
Katzenbuckel

Wirkung/Feedback:

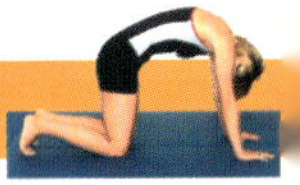

- Entspannung und Kräftigung der Rückenmuskulatur.
- Wahrnehmung der Beckenkippung.

Übung 14: Schnecke

Ausgangsposition:

Vierfüßlerstand; Knie und Hände parallel nebeneinander.

Schwerpunktverlagerung nach hinten, sodass sich das Gesäß den Fersen annähert. (Die Schnecke zieht sich in ihr Haus zurück.) Die Arme bleiben gestreckt, während die Hände an Ort und Stelle bleiben. Zur Entspannung die Ellbogengelenke leicht beugen.

Variante:

Dickes Kissen zwischen Ober- und Unterschenkel zur Entlastung der Knie verwenden.

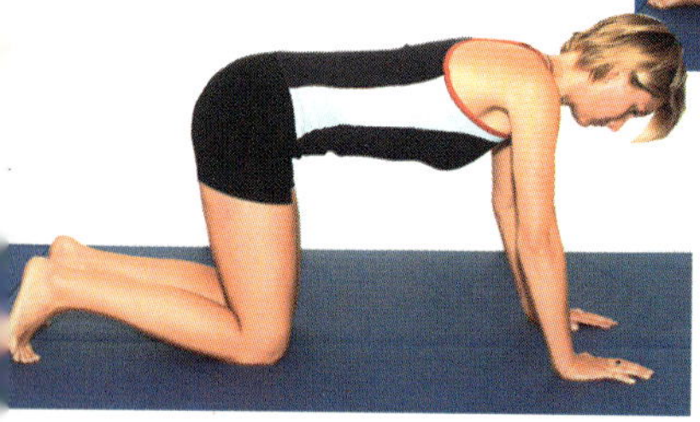

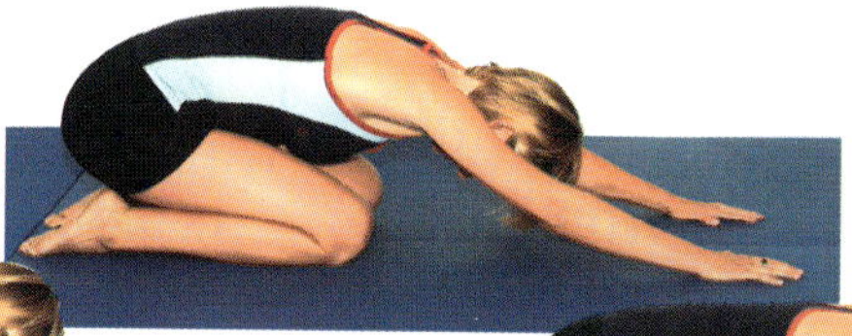

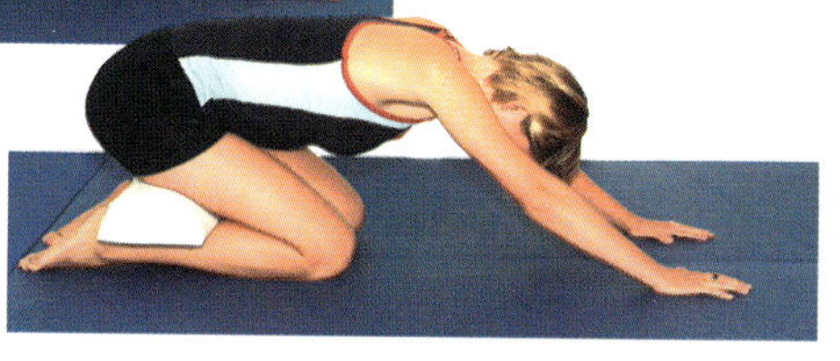

Abb. 18 a-c: Schnecke

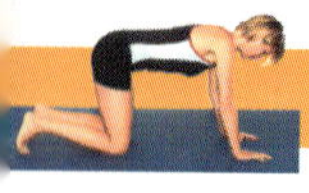

Wirkung/Feedback:

- Entspannung der Rücken- und Brustmuskulatur; Ganzkörperentspannung.
- Vertiefung der Atmung.

Übung 15: Katze

Ausgangsposition:

Vierfüßlerstand; Schwerpunktverlagerung nach hinten, sodass sich das Gesäß den Fersen annähert.

Bewegen Sie sich mit dem Gesicht dicht über dem Boden nach vorn, wie eine Katze, die ein Milchschälchen ausschleckt. Anschließend den Rumpf nach oben, bei gestreckten Ellbogen und leichtem Rundrücken, zurück in die Ausgangsposition bewegen.

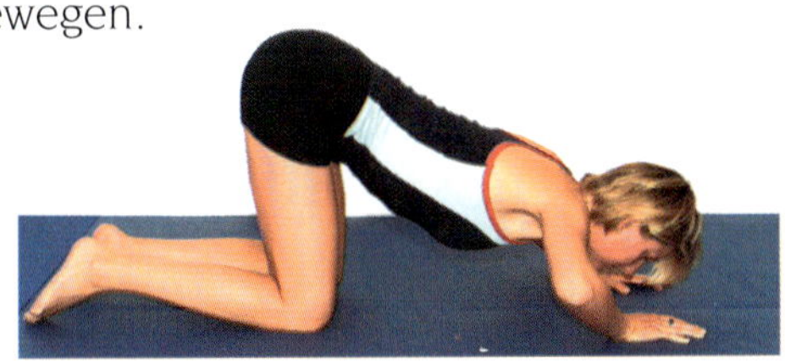
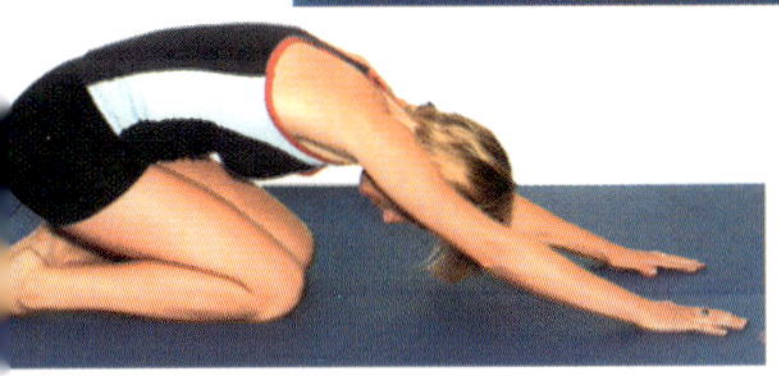
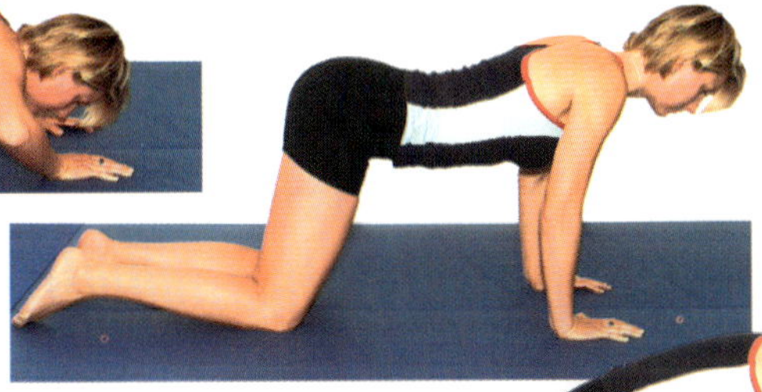
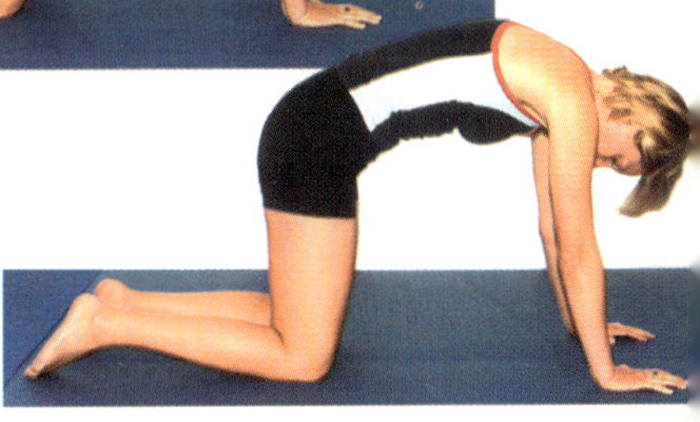

Abb. 19 a-d: Katze, die ein Milchschälchen ausschleckt.

Wirkung/Feedback:

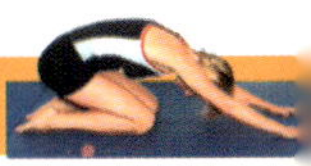

- Mobilisierung der Lendenwirbelsäule.
- Entspannung und Kräftigung der Rückenmuskulatur.
- Kräftigung der unteren Schulterblattmuskulatur.

Entspannung – Übungen aus dem Strecksitz

Übung 16: Rückendehnung (Yoga)

Ausgangsposition:

Strecksitz; die Arme über den Kopf heben.

Den aufrechten Oberkörper etwas nach hinten neigen und 10 s in dieser Position bleiben. Dann Oberkörper und Arme nach vorn auf die gestreckten Beine neigen, eventuell legen, dabei das Kinn auf die Brust nehmen. Bewusst ausatmen und entspannen. Bei den folgenden 4-5 Atemzügen bewusst weiter in die Entspannung fallen lassen. Kein aktives Nachfedern!

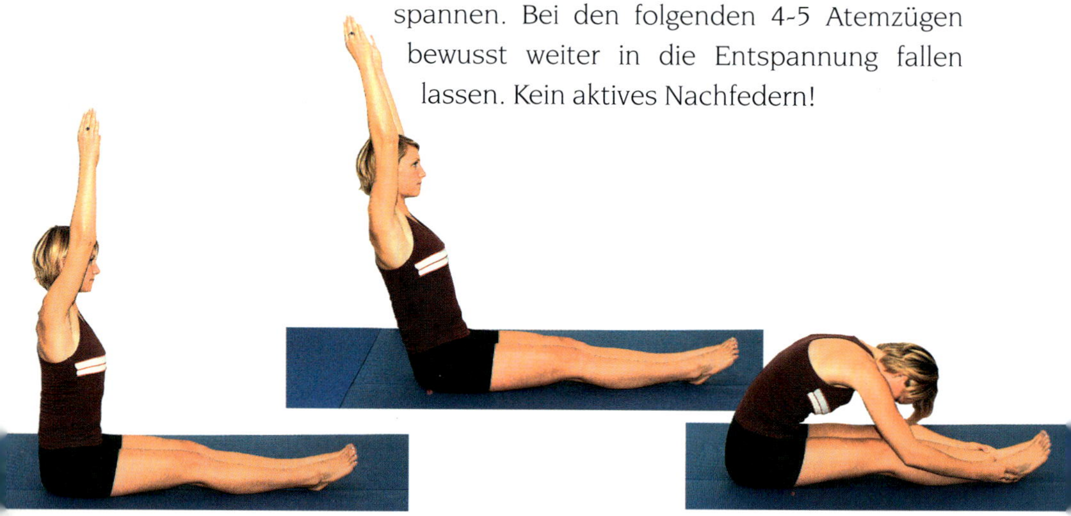

20 a-c: Rückendehnung

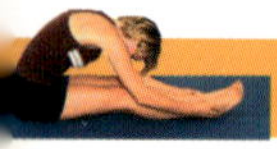

Wirkung/Feedback:

- Entspannung der Rückenmuskulatur (Brust- und Lendenwirbelsäule) sowie der Kniebeuger und Wadenmuskulatur.
- Ziehen entlang der Wirbelsäule vom Nacken bis in die Waden.

Übung 17: Wadendehnung

Ausgangsposition:

Strecksitz; Handtuch/Theraband wird um eine Fußsohle gelegt und mit beiden Händen festgehalten.

Drücken Sie mit den Füßen leicht gegen das Handtuch/Theraband – 10 s halten – Spannung lösen. – Ziehen Sie danach gleichmäßig an beiden Enden des Handtuchs, sodass der Fuß langsam in Richtung Nase gezogen wird.

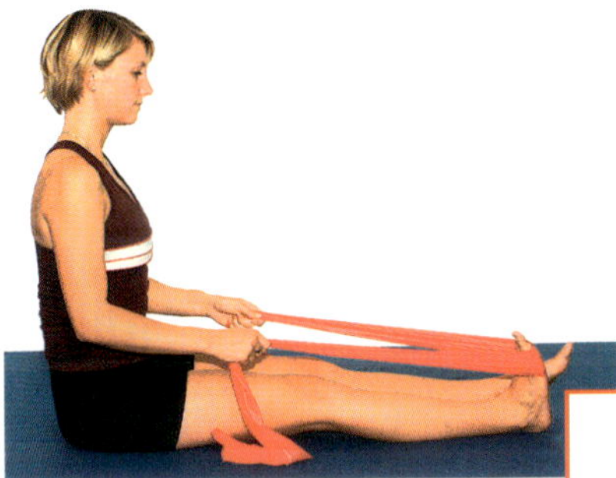
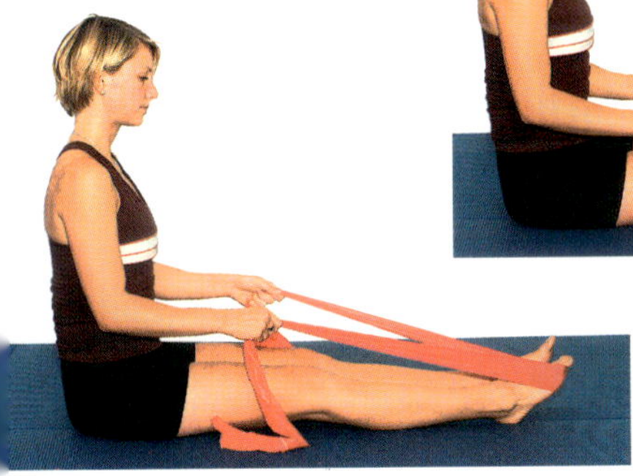
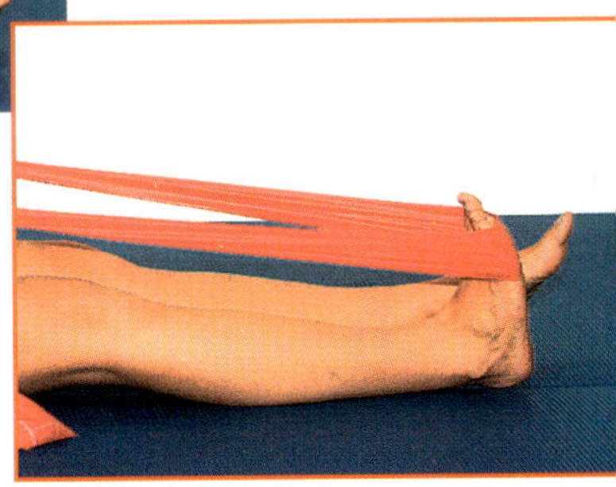

Abb. 21 a-c: Wadendehnung

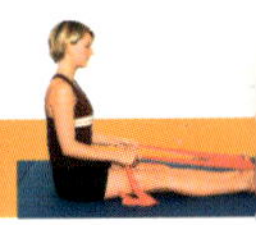

Wirkung/Feedback:

- Entspannung der Wadenmuskulatur.
- Ziehen an der Unterschenkelrückseite.

Übung 18: Einfacher Drehsitz (Yoga)

Ausgangsposition:

Strecksitz. Stellen Sie den rechten Fuß über das linke Knie, greifen Sie mit der linken Hand über das rechte Knie hinweg das linke Knie (linker Ellbogen und rechtes Knie liegen mit ihren Außenseiten aneinander).

Stellen Sie den rechten Arm hinter Ihren Körper und drehen Sie den Kopf und Oberkörper nach rechts, sodass Sie über Ihre rechte Schulter nach hinten schauen. Diese Position 20 s halten, dabei weiteratmen und bewusst entspannen.

Analoge Übung für die linke Seite. 2-3 x je Seite.

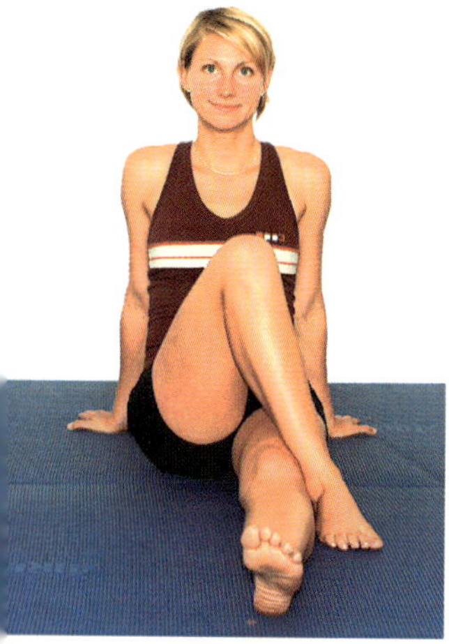

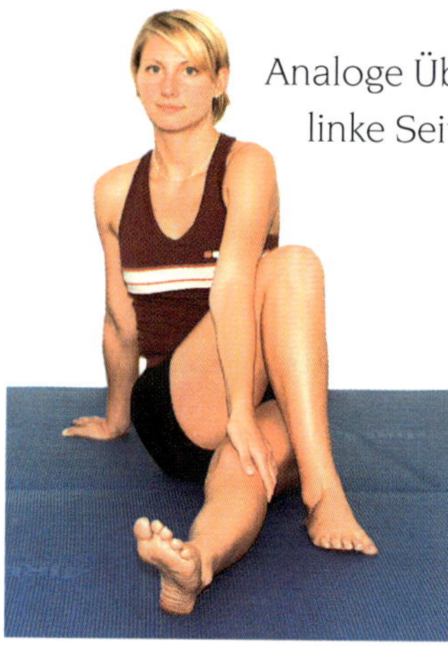

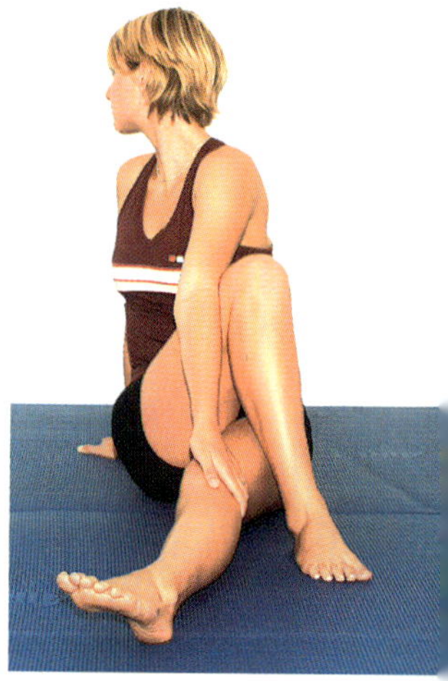

Abb. 22 a-c: Einfacher Drehsitz

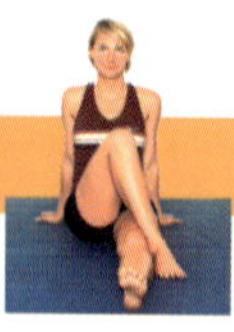

Wirkung/Feedback:

- Entspannung der seitlichen Gesäßmuskulatur rechts.
- Ziehen an der Gesäßaußenseite rechts.

Entspannung – Übungen aus dem Liegen

Übung 19: Rückenschaukel

Ausgangsposition:

Rückenlage. Beide Beine sind gebeugt, die Hände umfassen beide Oberschenkel und ziehen die Knie an den Oberkörper heran (Kopf eventuell mit Kissen unterlagern).

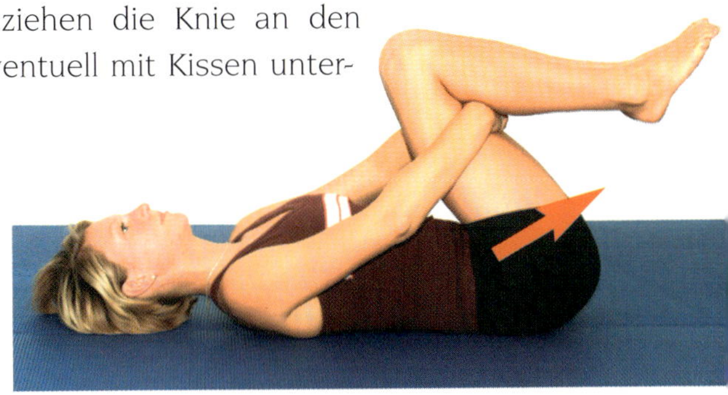

Strecken Sie die Oberschenkel gegen die Arme, ohne dass eine Bewegung stattfindet – 10 s halten – Spannung lösen und die Beine weiter an den Oberkörper heranziehen (das Becken darf sich dabei vom Boden lösen).

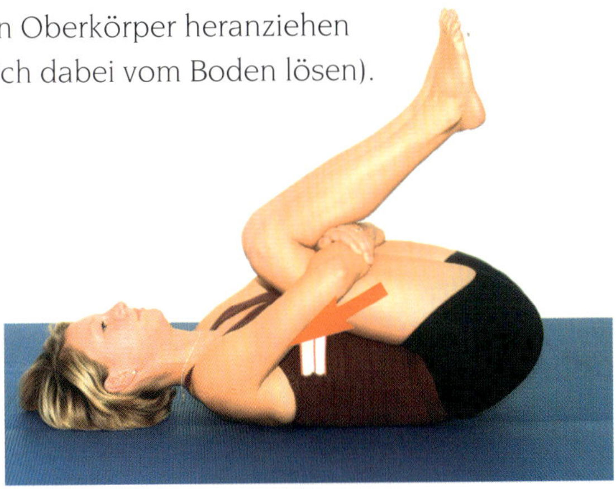

Abb. 23 a-b:
Rückenschaukel

Wirkung/Feedback:

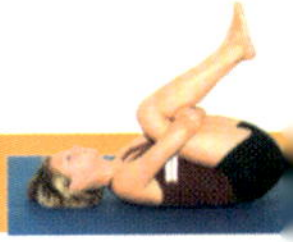

- Entspannung der Rückenmuskulatur, speziell der Lendenwirbelsäule.

Übung 20: Krokodil (Yoga)

Ausgangsposition:

Rückenlage. Beine gestreckt; die Arme abgespreizt auf den Boden legen, die Handflächen zeigen nach oben.

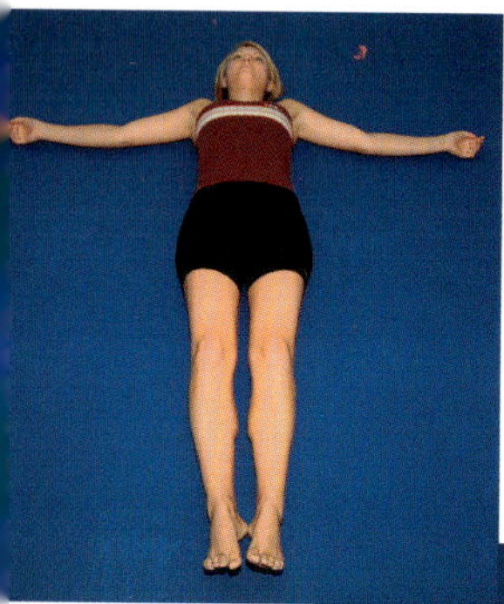

Schlagen Sie das rechte Bein gestreckt über das linke Bein. Drehen Sie gleichzeitig die rechte Hüfte nach links oben. Drehen Sie nun den Kopf nach rechts. – Verweilen Sie 20 s in dieser Position, atmen Sie dabei weiter und entspannen Sie bewusst. Nach einer Pause (20 s) die andere Seite entspannen (pro Seite 2-3 Wiederholungen).

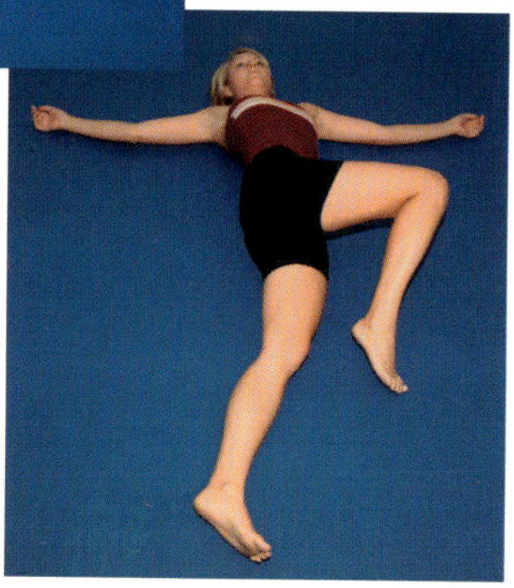

Variante:

Beugen Sie das rechte Bein 90° im Knie- und Hüftgelenk und schlagen Sie das rechte Bein über das linke Bein und legen das Knie auf dem Boden ab.

Abb. 24 a-b: Krokodil

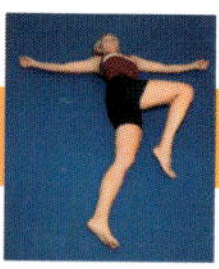

Wirkung/Feedback:

- Entspannung der langen, schrägen Rückenmuskulatur.
- Lösung eventueller Blockaden im Brustwirbelsäulenbereich: Durch eine geringere/stärkere Beugung des oben liegenden Beins können Sie die Höhe des entsprechenden Brustwirbelsäulensegments einstellen (dorthin atmen, wo es am meisten zieht).
- Ziehen im Brustwirbelsäulenbereich.

Übung 21: Entspannung der Kniestrecker

Ausgangsposition:

Rückenlage. Das Knie des oberen Beins wird angebeugt, die Hüfte gestreckt. Die Hand fasst den Fuß des oberen Beins am Knöchel. Das untere Bein befindet sich in 90° Knie- und Hüftbeugung.

Drücken Sie den Fuß in die Hand (stellen Sie sich vor, Sie wollen das Knie strecken) – 10 s halten – Spannung lösen und mit der Hand die Ferse weiter Richtung Gesäß ziehen.

Beachte:

Keine Hüftbeugung.

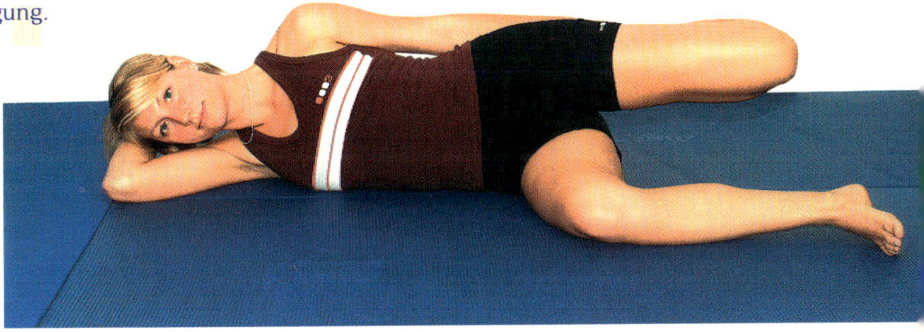

Abb. 25: Entspannung der Kniestrecker

Wirkung/Feedback:

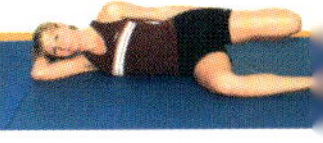

- Entspannung der Oberschenkelstrecker.
- Ziehen an der Oberschenkelvorderseite.

Übung 22: Bein strecken

Ausgangsposition:

Rückenlage. Beine gestreckt. Anheben des zu dehnenden Beins, wobei dieses durch die Arme, welche den Oberschenkel umfassen, unterstützt wird (gegebenenfalls ein Handtuch oder Theraband verwenden).

Hüftbeugung bis ca. 90° und aktive Kniestreckung. Das andere Bein aktiv auf die Unterlage spannen.

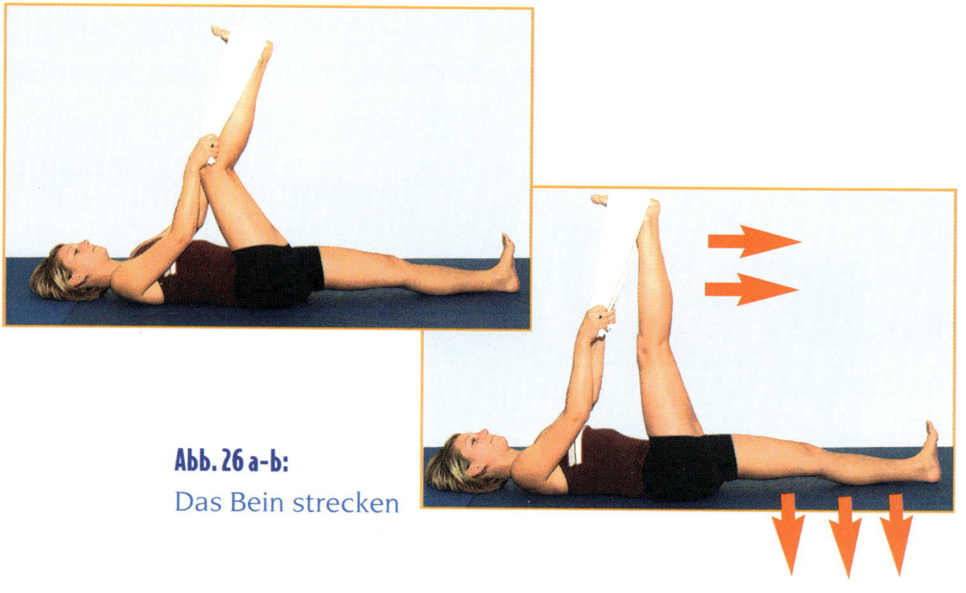

Abb. 26 a-b:
Das Bein strecken

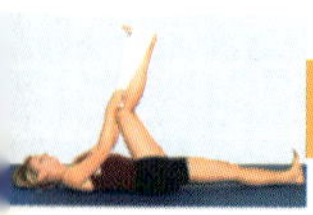

Wirkung/Feedback:

- Entspannung der Kniebeuger als Gegenspieler der Kniestrecker.
- Ziehen an der Oberschenkelrückseite.

Übung 23: Entspannung der Gesäßmuskeln

Ausgangsposition:

Rückenlage; das rechte Bein ist angestellt. Ein Handtuch ist um den rechten Oberschenkel gespannt und wird von der linken Hand festgehalten.

Drücken Sie mit dem rechten Knie gegen den Widerstand des Handtuchs nach außen – 10 s halten – Spannung lösen und mit der linken Hand/Handtuch das rechte Knie nach links ziehen.

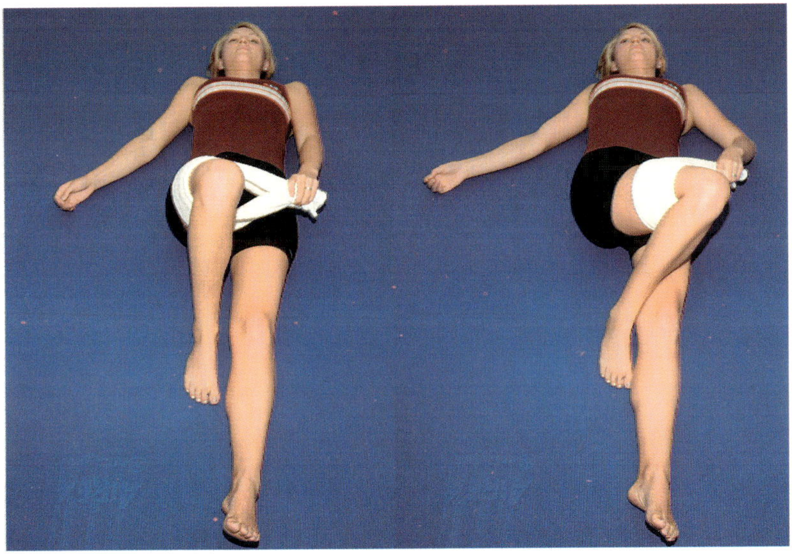

Abb. 27 a-b: Entspannung der Gesäßmuskeln

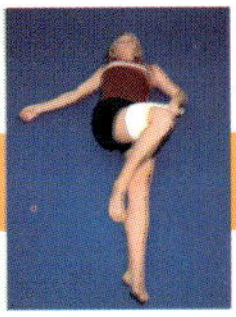

Wirkung/Feedback:

- Entspannung der seitlichen Gesäßmuskulatur rechts.
- Ziehen an der Gesäßaußenseite.

Übung 24: Luftpumpe

Ausgangsposition:

Das gebeugte rechte Bein wird an den Oberkörper herangezogen, die Hände umfassen den Oberschenkel.

Drücken Sie mit dem rechten Bein gegen den Widerstand der Hände in Richtung des linken Kniegelenks – 10 s halten – Spannung lösen und mit beiden Händen den Oberschenkel an den Oberkörper heranziehen, sodass sich das rechte Knie der rechten Schulter nähert.

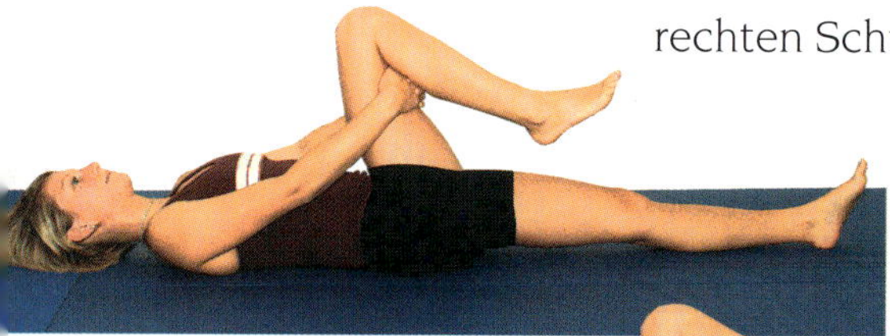

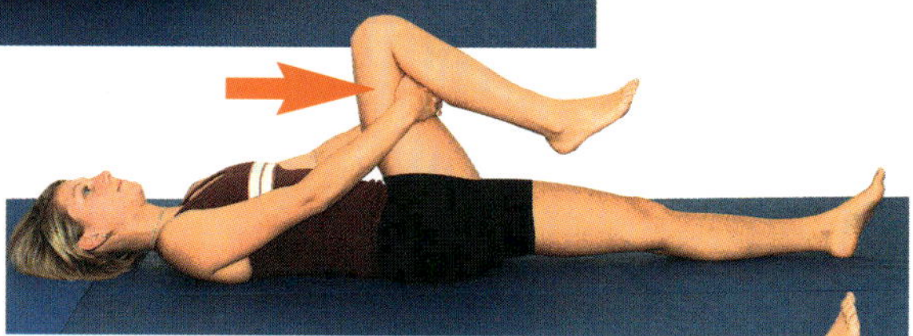

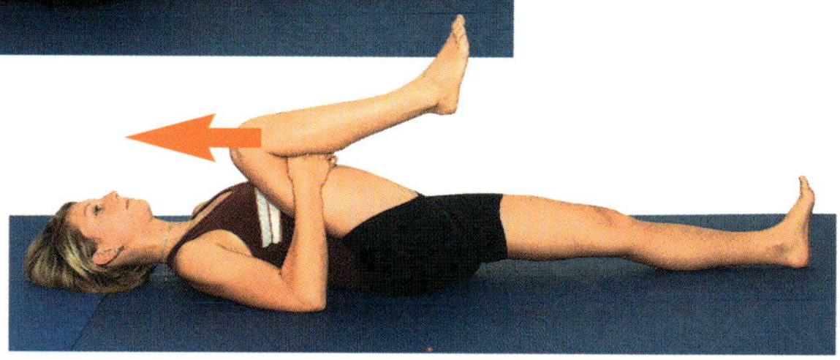

Abb. 28 a-c:
Luftpumpe

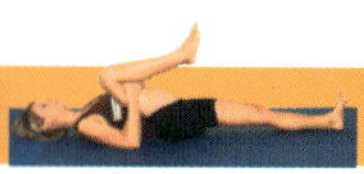

Wirkung/Feedback:

- Entspannung der seitlichen Gesäßmuskulatur rechts.
- Ziehen in der rechten Gesäßhälfte.

Übung 25: Kobra (Yoga)

Ausgangsposition:

Bauchlage, Gesicht nach unten, die Arme liegen locker neben dem Körper.

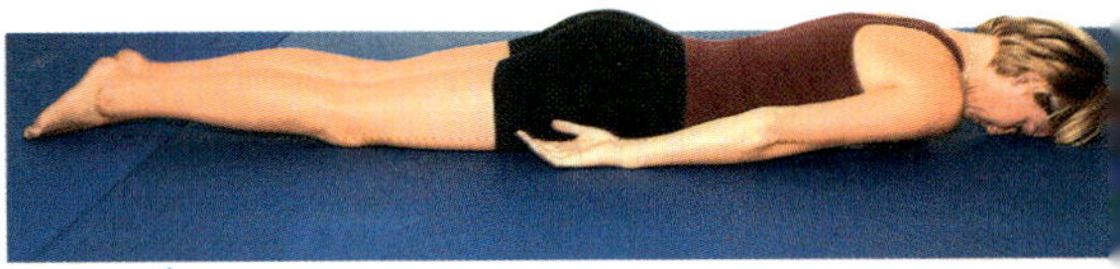

Richten Sie Ihren Oberkörper ohne Hilfe der Arme, so weit Sie können, auf. Schauen Sie dabei nach oben – maximal 10 s halten (2-3 Atemzüge). – Stellen Sie dann Ihre Hände in Schulterhöhe ab und stützen Sie sich nach oben. Entspannen Sie dabei Rücken- und Bauchmuskulatur (4-5 Atemzüge). 2 x wiederholen (atmen + entspannen).

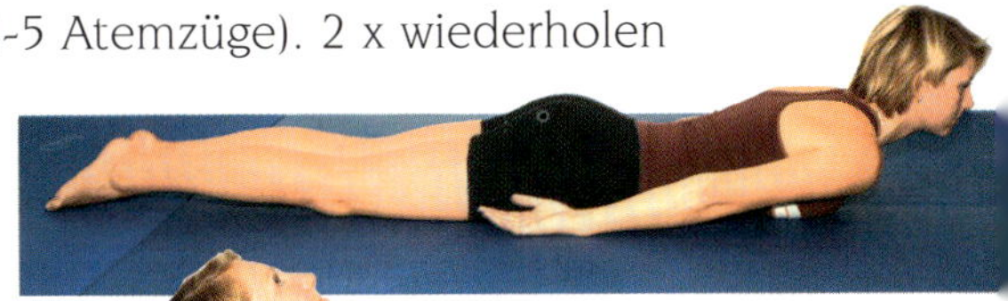

Variante:

Blicken Sie bei der dritten und vierten Wiederholung beim Abstützen jeweils über Ihre rechte bzw. linke Schulter nach hinten oben.

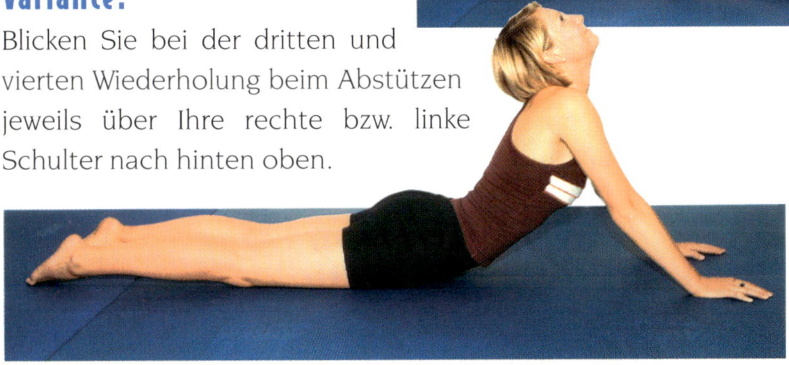

Abb. 29 a-c: Kobra

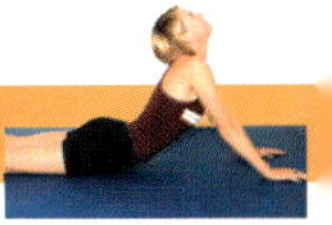

Wirkung/Feedback:

- Entspannung der Bauchmuskulatur.
- Kräftigung der Rückenmuskulatur.

2.5 Übungen zur Kräftigung der Muskulatur

Kräftigung – Übungen aus dem Stand

Übung 26: Hüftstreckung

Ausgangsposition:

Aufrechter Stand. Stellen Sie sich eine Fußlänge vor und mit dem Rücken zur Wand.

Rechtes Bein: Minimale Kniebeugung.

Linkes Bein:
Gestreckt nach hinten führen, bis die Ferse die Wand berührt. Den Druck gegen die Wand für ca. 10 s aufrechterhalten. Dann die Seite wechseln.

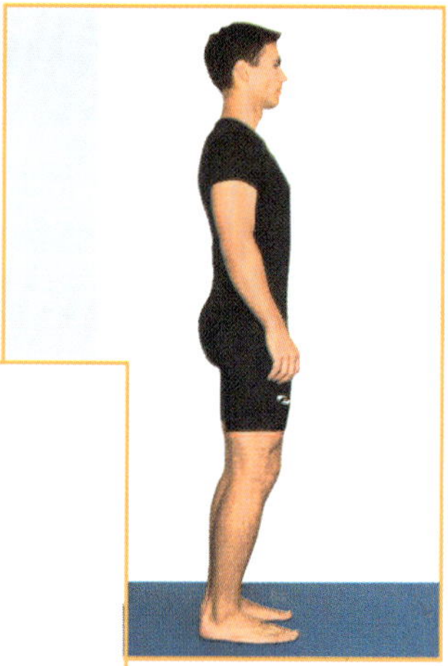

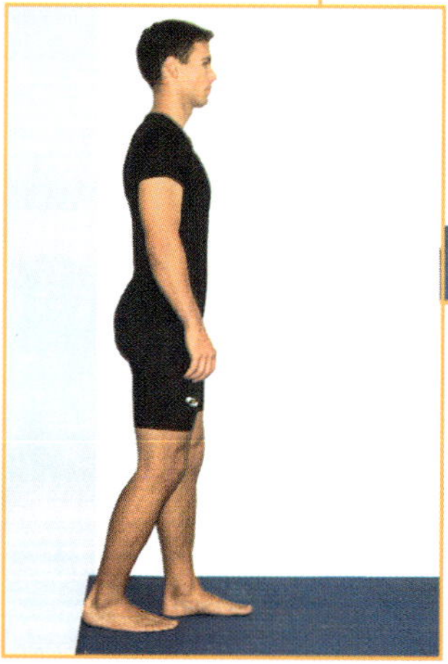

Abb. 30 a-b: Hüftstreckung

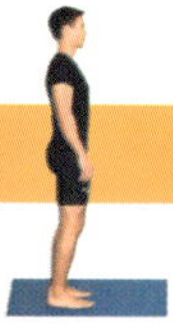

Wirkung/Feedback:

- Kräftigung der Gesäßmuskulatur.
- Anspannung in beiden Beinen (Rückseite) und im Rumpf (Stabilität).

Übung 27: Bein abheben aus dem Stand

Ausgangsposition:

Aufrechter Stand.

Standbein: Minimale Kniebeugung.

Spielbein:
Gestrecktes Bein zur Seite abspreizen (die Ferse führt die Bewegung). Bewegung nur so weit ausführen, dass der aufrechte Stand beibehalten wird (das Knie zeigt nach vorn).

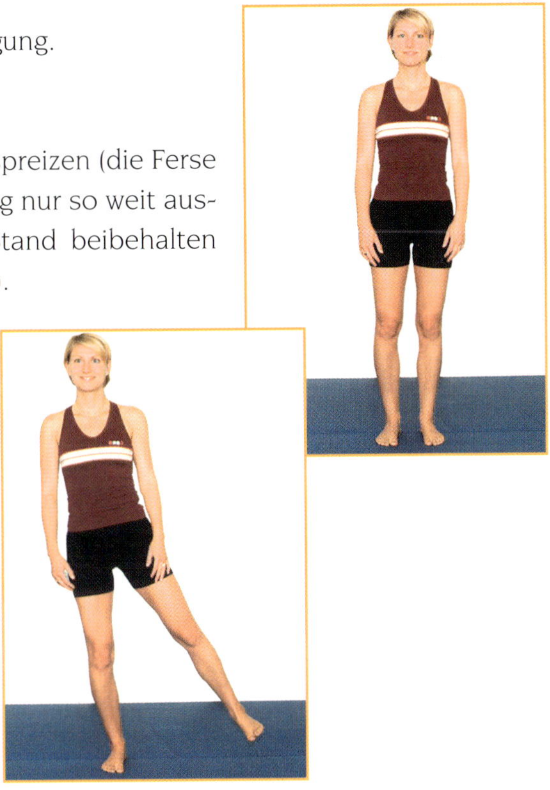

Abb. 31 a-b: Bein abheben

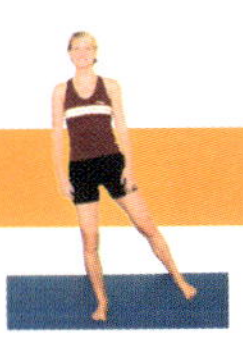

Wirkung/Feedback:

- Kräftigung der seitlichen Beinmuskulatur.
- Beidseitige Anspannung der Oberschenkelmuskulatur.
- Koordination (Einbeinstand).

Kräftigung – Übungen aus dem Vierfüßlerstand

Übung 28: Pferd

Ausgangsposition:

Vierfüßlerstand: Die Handgelenke befinden sich unter den Schultergelenken und die Knie unter den Hüftgelenken. Die Fingerspitzen zeigen nach vorn; die Ellbogen sind leicht nach hinten gebeugt.

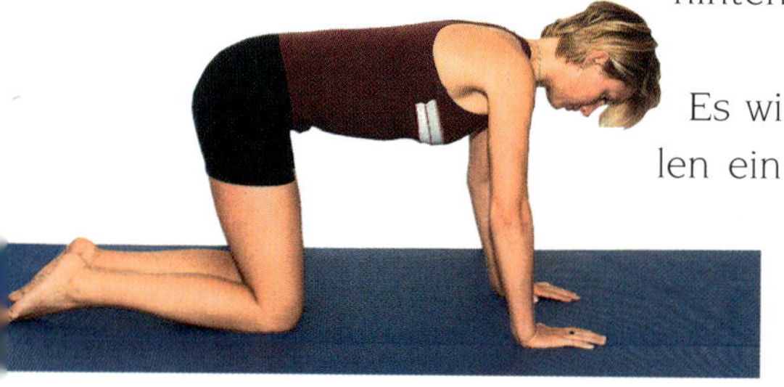

Es wird wechselseitig mit den Handballen ein Druck in die Unterlage ausgeübt, ohne dass eine Hand abhebt.

Variante:

Übungsdurchführung mit Drukkausübung wechselseitig über die Knie bzw. gleichzeitig rechtes Knie/linker Handballen im Wechsel mit linkem Knie/rechtem Handballen.

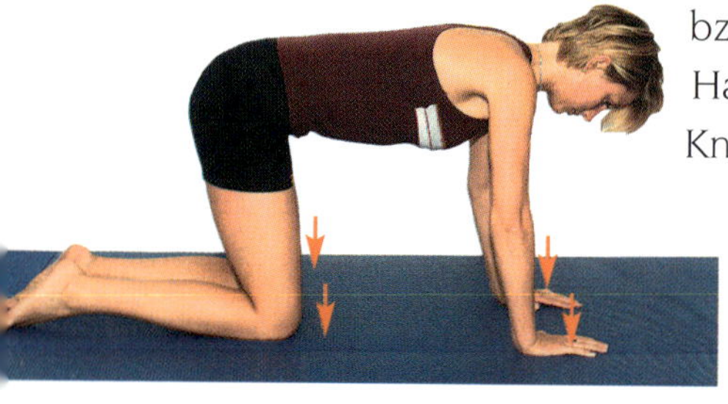

Abb. 32 a-b: Pferd

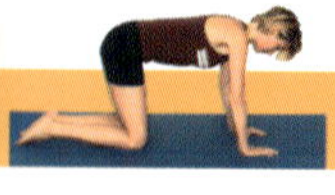

Wirkung/Feedback:

- Kräftigung der schrägen Bauchmuskulatur.
- Wechselseitige Anspannung der vorderen Rumpfmuskulatur.

Übung 29: Halbe Waage

Ausgangsposition:

Vierfüßlerstand.

Heben Sie das gestreckte Bein bis zur Waagerechten. Achten Sie darauf, das Becken nicht nach oben zu drehen (das Becken bleibt waagerecht, parallel zur Unterlage). 10 s halten, dann das andere Bein anheben.

Übung 3-5 x wiederholen.

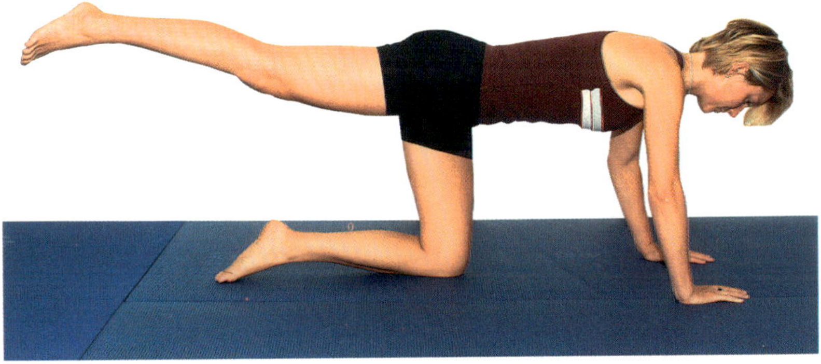

Abb. 33: Halbe Waage

Wirkung/Feedback:

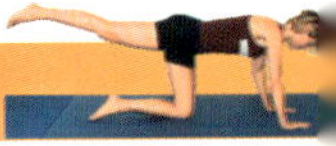

- Kräftigung der Rückenmuskulatur.

Übung 30: Waage

Ausgangsposition:

Vierfüßlerstand.

Wenn Sie die halbe Waage gut beherrschen, heben Sie zusätzlich den gegenseitigen Arm bis zur Waagerechten. Dabei den Kopf in Verlängerung der Wirbelsäule halten (Blick nach unten oder schräg nach vorn). 10 s halten, dann Arme und Beine wechseln.

Übung 3-5 x wiederholen.

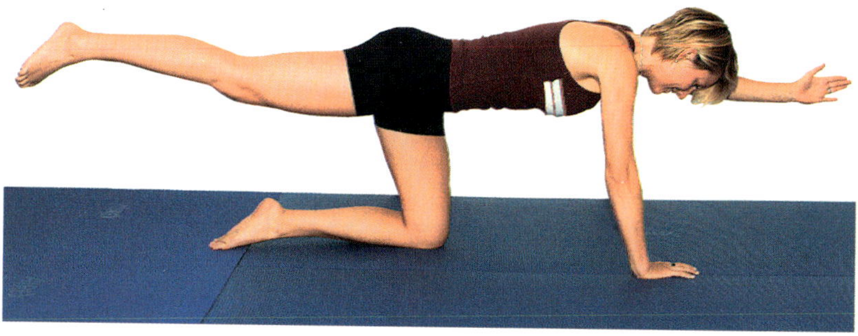

Abb. 34: Waage

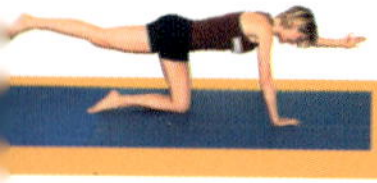

Wirkung/Feedback:

- Kräftigung der Rückenmuskulatur.

Kräftigung – Übungen aus dem Liegen

Übung 31: Liegender Stuhl

Ausgangsposition:

Rückenlage; Knie- und Hüftgelenk 90° gebeugt oder Beine angestellt.

Das Kinn Richtung Kehlkopf ziehen, Kopf von der Unterlage abheben. Üben Sie mit der rechten Hand einen leichten Druck gegen die Innenseite des linken Kniegelenks aus – 10 s halten – langsam lösen, den Kopf ablegen, die Seite wechseln (linke Hand, rechtes Knie).

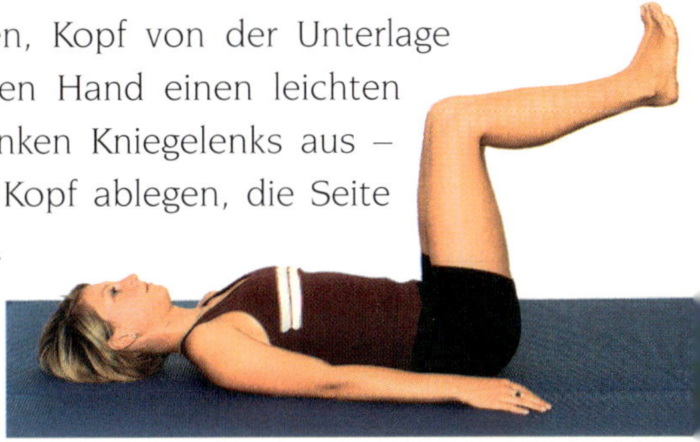

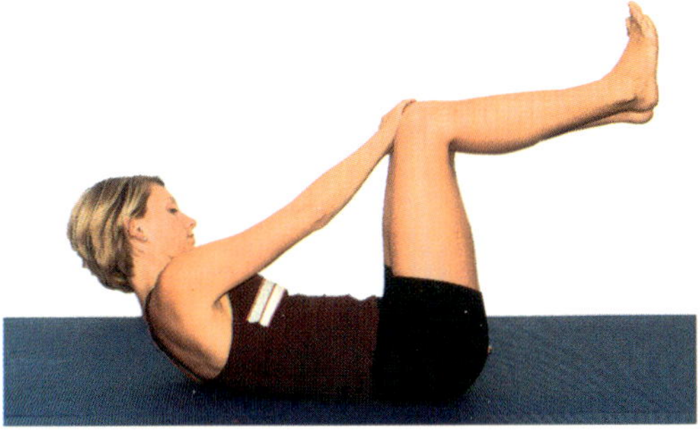

Abb. 35 a-b:
Liegender Stuhl

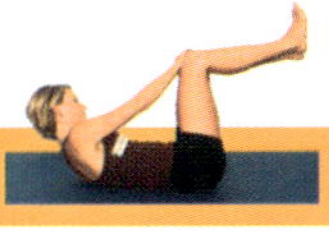

Wirkung/Feedback:

- Kräftigung der schrägen Bauchmuskulatur.

Übung 32: Schwimmende Waage

Ausgangsposition:

Bauchlage über einen gepolsterten Stuhl (Hocker), sodass Bauch und Lendenwirbelsäule weich unterlagert sind. Die Zehen haben Bodenkontakt und die Handgelenke stützen senkrecht unter den Schultergelenken auf dem Boden.

Die Arme bis auf Schulterhöhe anheben und wechselweise nach vorn strecken.

Varianten:

a) Diagonal Arm und Bein bis auf Rumpfhöhe anheben.

b) Die Arme im Ellbogengelenk 90° beugen und anschließend die Arme seitlich bis in Schulterhöhe anheben. Erhöhung des Schwierigkeitsgrades durch Anheben eines oder beider Beine (Gleichgewicht!).

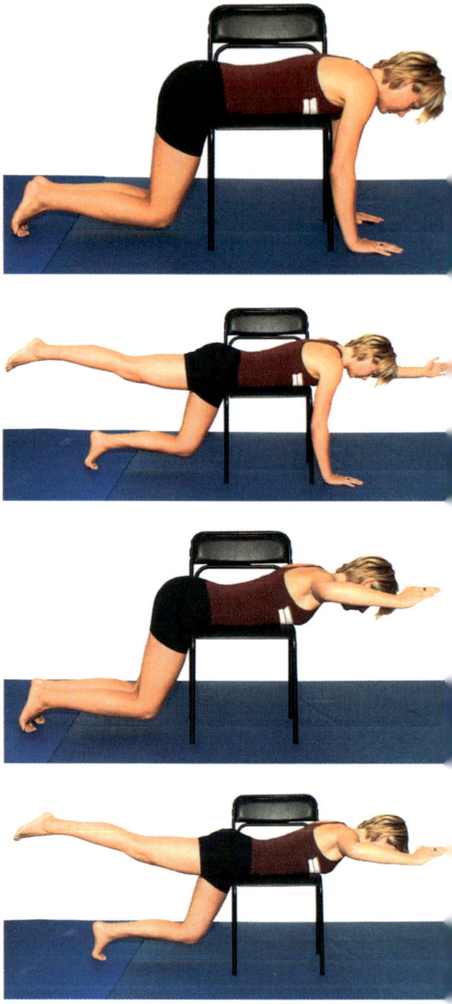

Abb. 36 a-d: Schwimmende Waage

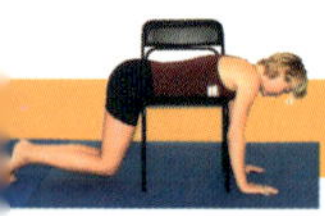

Wirkung/Feedback:

- Kräftigung der Rückenmuskulatur.

Übung 33: Heuschrecke (Yoga)

Ausgangsposition:

Bauchlage. Die Arme liegen neben dem Körper; die zur Faust geballten Hände stützen unter den Hüftknochen.

Heben Sie das gestreckte rechte Bein vom Boden ab (Hüftextension) – 20 s halten – das Bein ablegen und entspannen (analog anderes Bein).

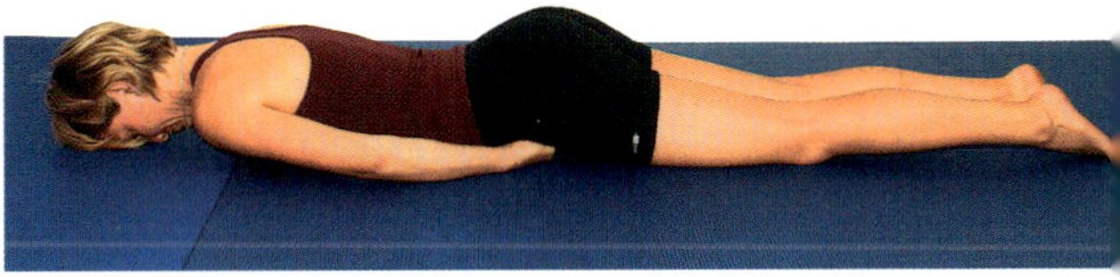

Heben Sie zum Abschluss beide Beine gleichzeitig ab (je 2 x rechtes, 2 x linkes, 2 x beide Beine).

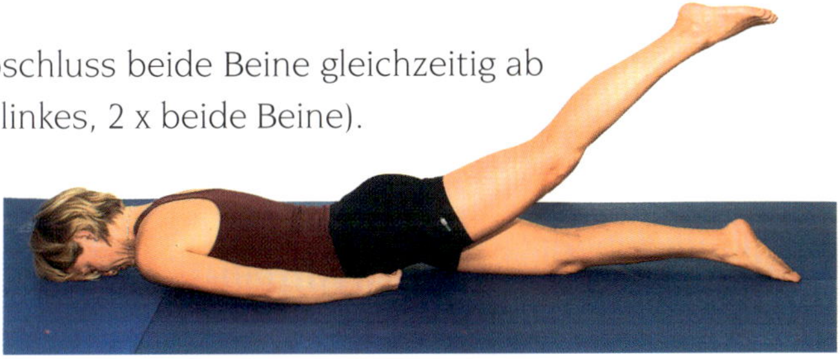

Variante:

Den Oberkörper aufrichten.

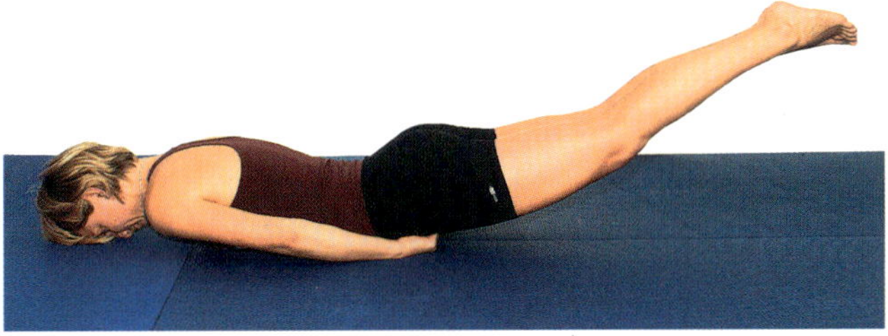

Abb. 37 a-c: Heuschrecke

Wirkung/Feedback:

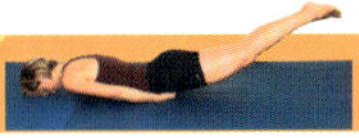

- Kräftigung der unteren Rückenstrecker und der Hüftstrecker.
- Die Hüfte nicht von den Fäusten abheben.

Übung 34: Kleine Bogenbrücke

Ausgangsposition:

Rückenlage. Beine gestreckt. Die Arme sind auf dem Bauch verschränkt.

Heben Sie den Rumpf vom Boden ab, sodass Sie nur noch mit den Schultern und Fersen Bodenkontakt haben.

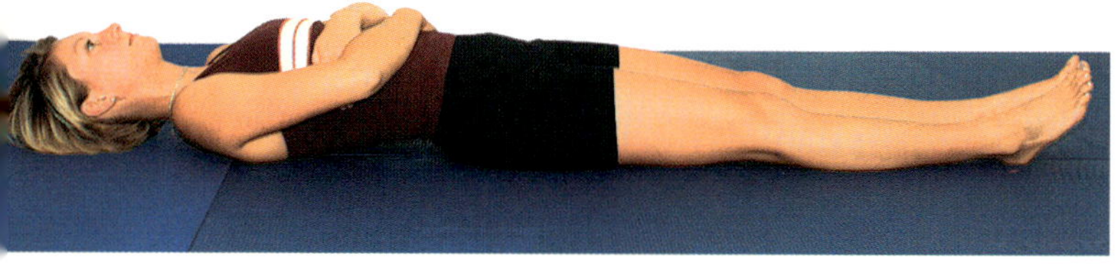

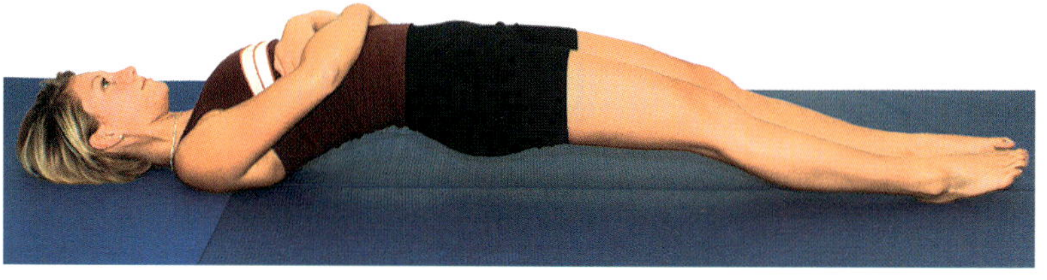

Abb. 38 a-b: Kleine Bogenbrücke

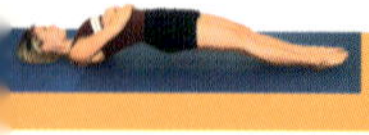

Wirkung/Feedback:

- Ganzkörperkräftigungsübung der gesamten Streckmuskulatur.
- Anspannung im Rücken.

Übung 35: Große Bogenbrücke

Ausgangsposition:

Rückenlage. Die Arme liegen leicht abgespreizt (20-30°) neben dem Körper, die Handflächen zeigen nach oben.

Heben Sie den gesamten Körper an, sodass nur noch Hinterkopf, Handrücken und Fersen Bodenkontakt haben.

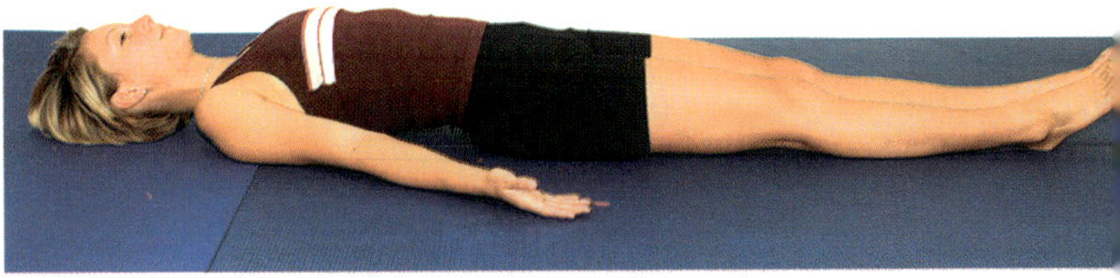

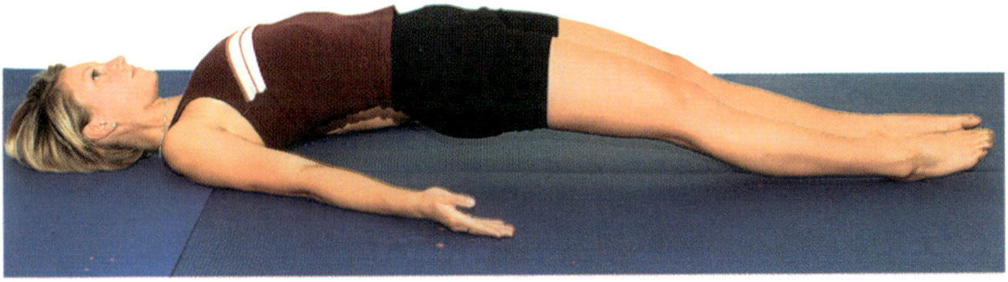

Abb. 39a-b: Große Bogenbrücke

Wirkung/Feedback:

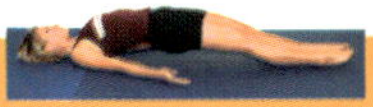

- Ganzkörperkräftigungsübung der gesamten Streckmuskulatur, insbesondere bei der *großen Bogenbrücke*.
- Sehr anstrengend.

Übung 36: Bein abheben im Liegen

Ausgangsposition:

Seitlage. Das untere Bein ist leicht angebeugt, das obere Bein ist gestreckt.

Das obere Bein gestreckt anheben. Nicht in der Hüfte beugen! Siehe Seitansicht. Die Ferse führt die Bewegung in Richtung Decke! 10 s halten und langsam wieder sinken lassen. Je Körperseite 3 x.

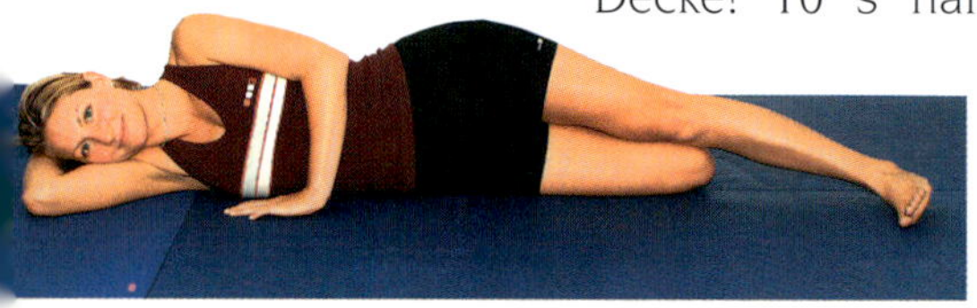

Variante:

Beide Beine gleichzeitig anheben.

Ansicht von vorn

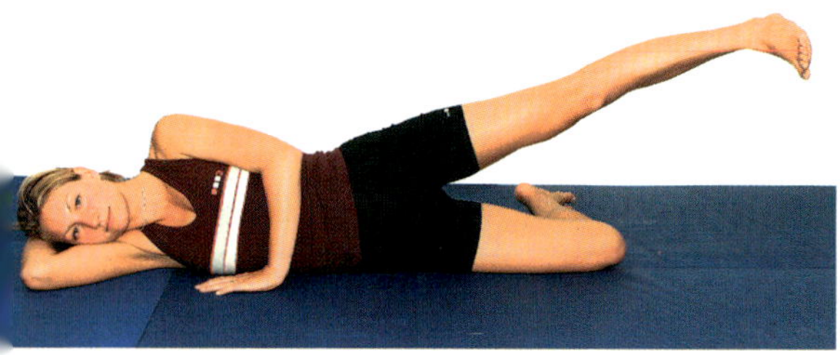

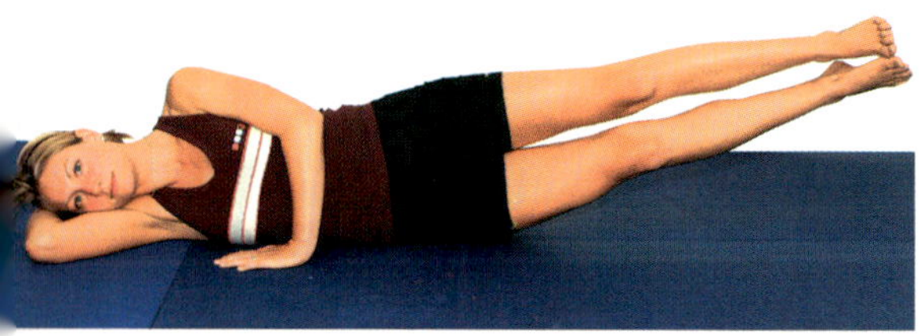

Seitansicht

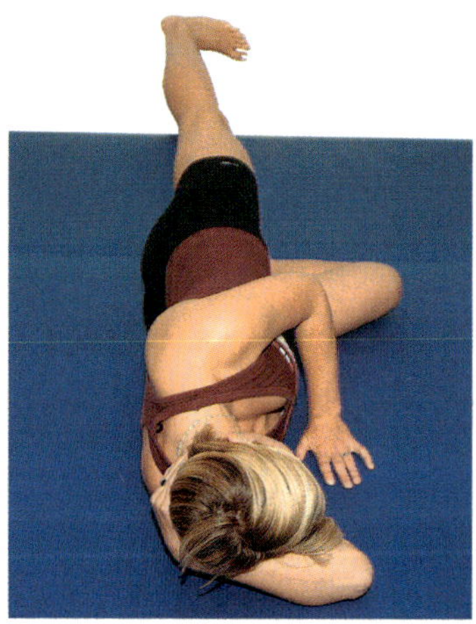

Abb. 40 a-d: Bein abheben

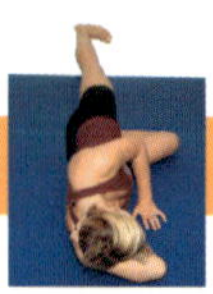

Wirkung/Feedback:

- Kräftigung der seitlichen Beinmuskulatur sowie der Rücken- und Flankenmuskulatur.

Übung 37: Beinschaukel

Ausgangsposition:

Bauchlage auf Liege oder Tisch (gepolstert). Die Hände halten sich oben fest, die Beine hängen in „Stuhlstellung" herunter.

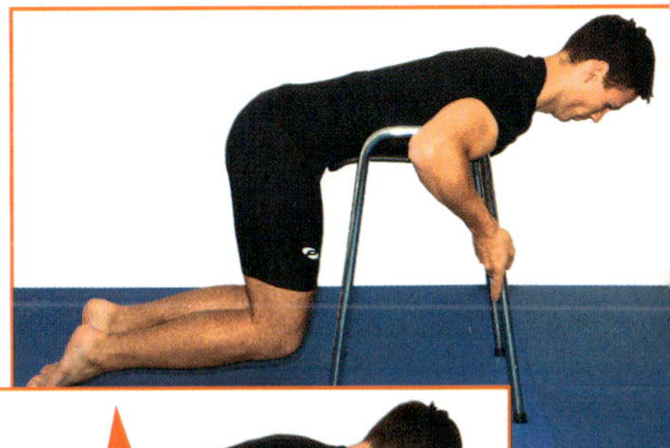

Kippen Sie das Becken nach hinten („Hohlkreuz"), einige Sekunden halten, dann wieder absenken. Lassen Sie bewusst das Becken so weit wie möglich absinken. Bleiben Sie einige Sekunden in dieser Entspannungsstellung, bevor Sie wieder anspannen.

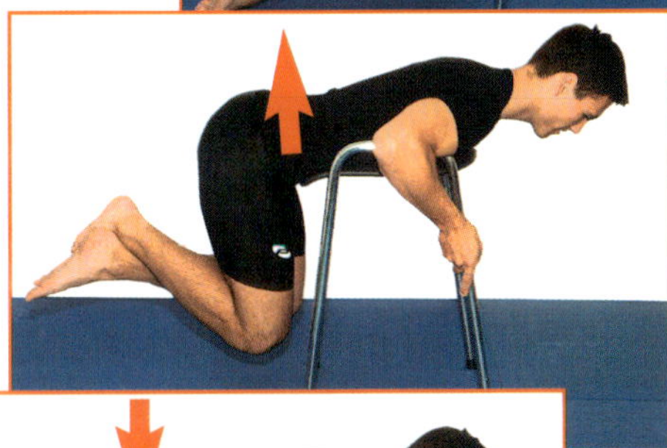

Variante:

Sehr beliebt bei Kleinkindern, die sich auf Mamas oder Papas Unterschenkeln schaukeln lassen.

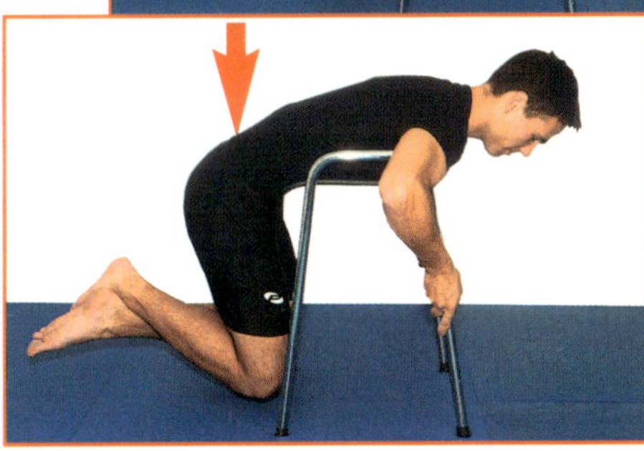

Abb. 41 a-c: Beinschaukel

Wirkung/Feedback:

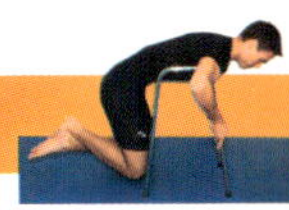

- Übung der Beckenkippung.
- Entspannung und Kräftigung der Rückenstrecker.

Übungen mit dem Theraband

Beim Theraband handelt es sich um ein Naturprodukt aus reinem Latex. Die farbigen Bänder kennzeichnen unterschiedliche Widerstandsstärken, von sehr geringer bis sehr hoher Zugkraft. So ist im Gruppentraining für jedes Alter und jeden Leistungsstand eine individuelle Belastung möglich. Zusätzlich kann die Übungsintensität über die Länge der Bänder und die Vordehnung gesteuert werden. Wählen Sie die Bänder so, dass Sie pro Übung 6-10 Wiederholungen schaffen (Empfehlung: gelb oder rot!). Mit dem Theraband können Sie neben der Kraft auch die Koordination trainieren.

Tab. 2: Theraband

BANDFARBE	ZUGKRAFT
Gelb	Leicht
Rot	Mittelstark
Grün	Stark
Blau	Extrastark
Schwarz	Spezialstark
Silber	Superschwer
Gold	Maximalschwer

Vorteile dieses Trainingsgeräts:

- Klein und leicht, d. h. gut zu transportieren.
- Einfache Handhabung.
- Alle Muskelgruppen können trainiert werden.
- Ortsunabhängige Trainingsmöglichkeit.

Bandpflege:

- Das Band nicht längere Zeit in der Sonne oder auf der Heizung liegen lassen, es wird sonst brüchig.

- Ab und zu mit Puder (Talkum- oder Babypuder) bestäuben, damit es geschmeidig bleibt und nicht verklebt.

- Damit Sie lange Freude an den Bändern haben, sollten Sie mechanische Einwirkungen und scharfe Gegenstände von den Bändern fern halten (spitze Fingernägel, scharfkantige Ringe, harte Sohlenprofile u. a.).

Übungsausführung:

- Alle Übungen langsam ausführen, keine ruckartigen oder schnellen Bewegungen machen, sondern die Spannung langsam aufbauen und genauso langsam wieder abbauen (nicht zurückschnellen lassen).

- Nehmen Sie eine gute Körperhaltung ein: Ganzkörperspannung aufbauen, kein Hohlkreuz, Schultern nach hinten unten, nur die angegebenen Bewegungen ausführen (siehe Kap. 2.1).

- Voraussetzung für Übungen mit dem Theraband bildet dessen richtige Handhabung. Das Theraband wird stets gewickelt, nicht festgehalten! Das Greifen des Bandes aktiviert das Bewegungsmuster *Beugung* und erschwert die Aufrichtung bzw. Streckung des Körpers.

Erster Schritt:

Die Arme hängen locker neben dem Körper, die Ellbogen sind 90° gebeugt, die Hände geöffnet und die Finger gespreizt. (Das Theraband läuft zwischen Daumen und Zeigefinger hindurch über den Handteller.)

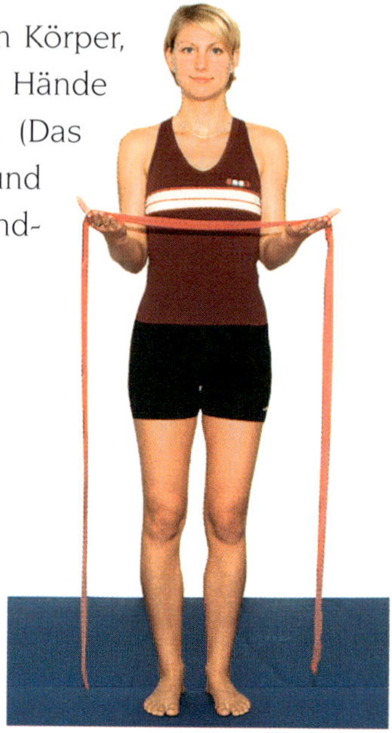

Tipp

Erst die rechte, dann die linke Hand, nicht mit beiden gleichzeitig.

Abb. 42 a-d:
Anlegen des Therabandes

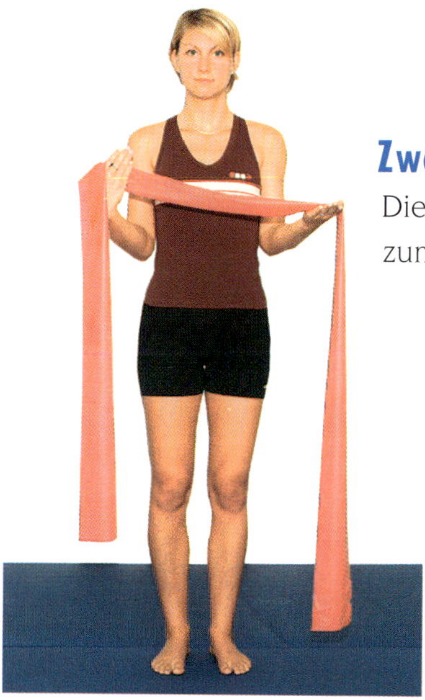

Zweiter Schritt:

Die Finger und Hände bewegen sich zum Körper hin.

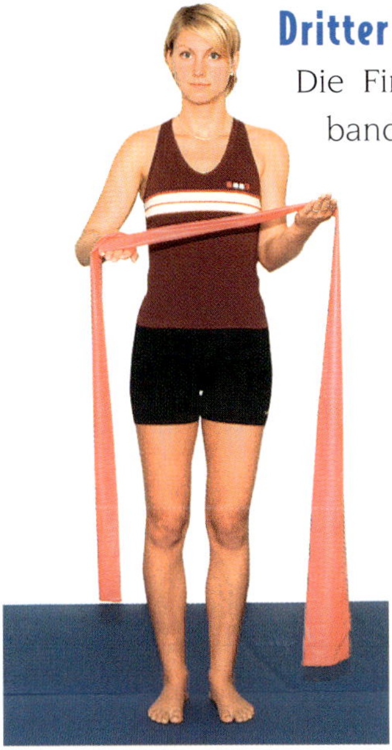

Dritter Schritt:

Die Finger „schlüpfen" unter dem Theraband hindurch.

Vorsicht

Das Theraband soll nicht über den Handrücken abrutschen.

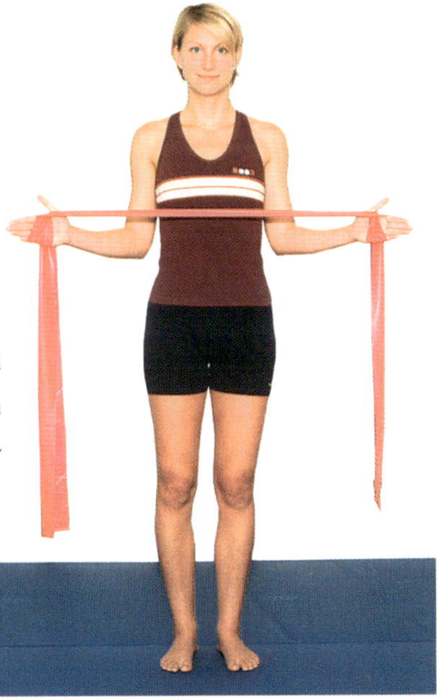

Vierter Schritt:

Die Hände wieder öffnen und die Finger spreizen. (Das Theraband ist nun fest um den Handrücken geschlungen und muss nicht mehr festgehalten werden. Es hält sich selbst.)

Merke: Beim Wickeln des Therabandes gilt: „Zu mir hin – von mir weg."

Übung 38: Auswärtsdrehung der Arme

Ausgangsposition:

Aufrechter Stand; Therabandwicklung (siehe oben).

Beide Hände langsam nach hinten außen bewegen (Auswärtsdrehung der Unterarme), bis das Theraband gespannt ist. Dann der Spannung des Bandes langsam nachgeben, Ellbogen bleiben am Körper.

Abb. 43 a-c: Auswärtsdrehung der Arme

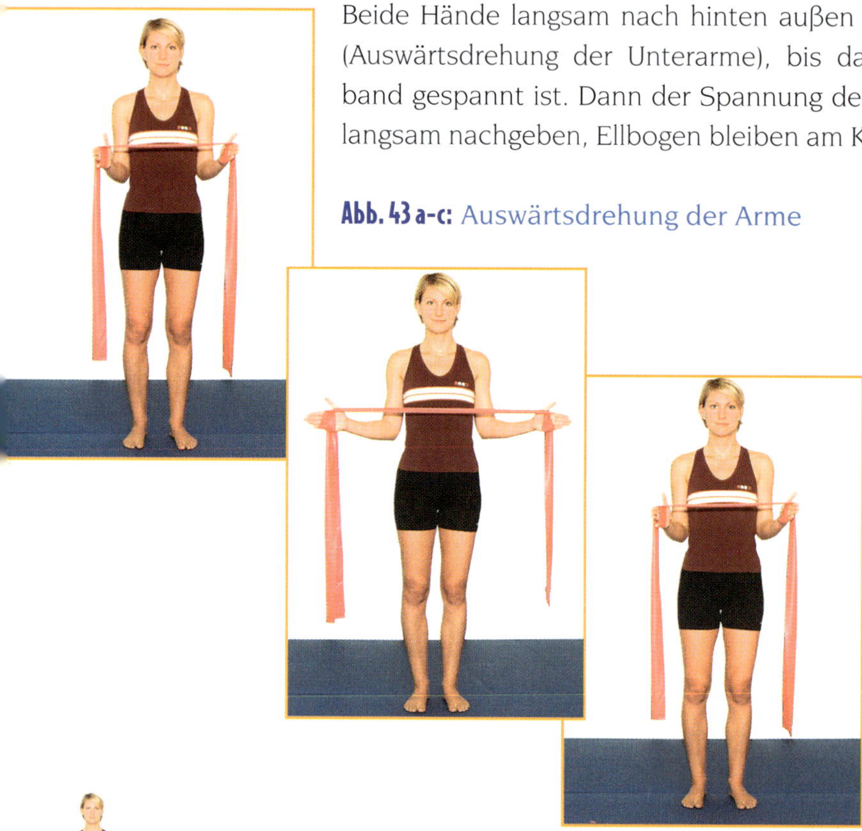

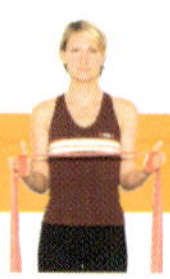

Wirkung/Feedback:

- Kräftigung der aufrichtenden Muskulatur.
- Kräftigung der unteren Schulterblattfixatoren.
- Aufrechter, lockerer Stand.

Übung 39: Nackenstreckung

Ausgangsposition:

Aufrechter Stand. Die Arme sind rechtwinklig zur Seite abgewinkelt. Die Unterarme zeigen nach oben, die Handflächen nach vorn. Therabandwicklung (siehe oben), das Theraband verläuft hinter dem Kopf.

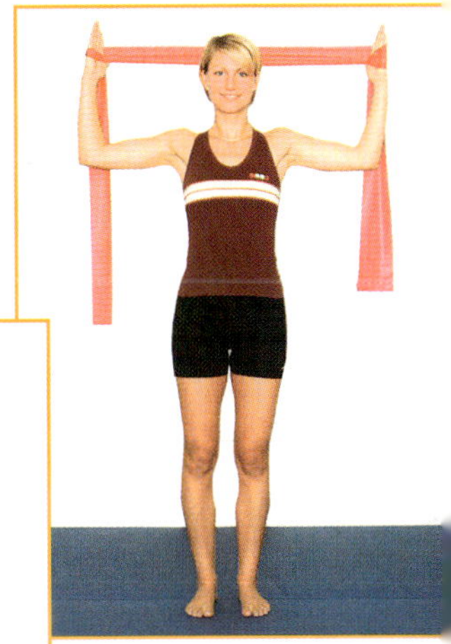

Die Unterarme vor dem Gesicht zusammenführen, der Kopf drückt gegen das Theraband nach hinten (Blick geradeaus).

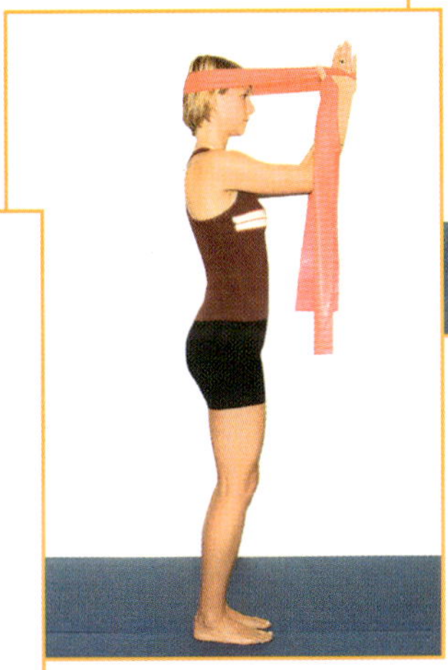

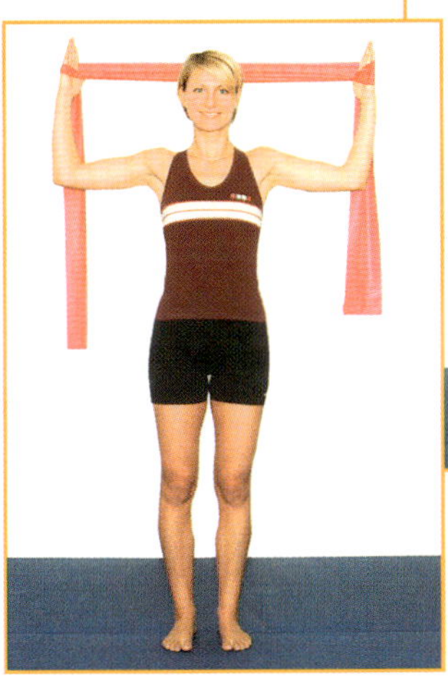

Abb. 44 a-c:
Nackenstreckung

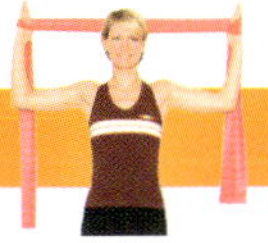

Wirkung/Feedback:

- Kräftigung der Brust- und Halswirbelsäulenstrecker.

Übung 40: Schulterübung

Ausgangsposition:

Aufrechter Stand. Therabandwicklung (siehe oben). Der linke Arm ist senkrecht nach unten gestreckt, die Handfläche zeigt nach unten, die Fingerspitzen schräg nach vorn außen. Der rechte Arm ist senkrecht nach oben gestreckt (dicht am Ohr anliegend). Die Handfläche zeigt nach oben, die Fingerspitzen nach hinten außen.

Das Theraband wird diagonal vor dem Körper gespannt und dann die Armpositionen gewechselt.

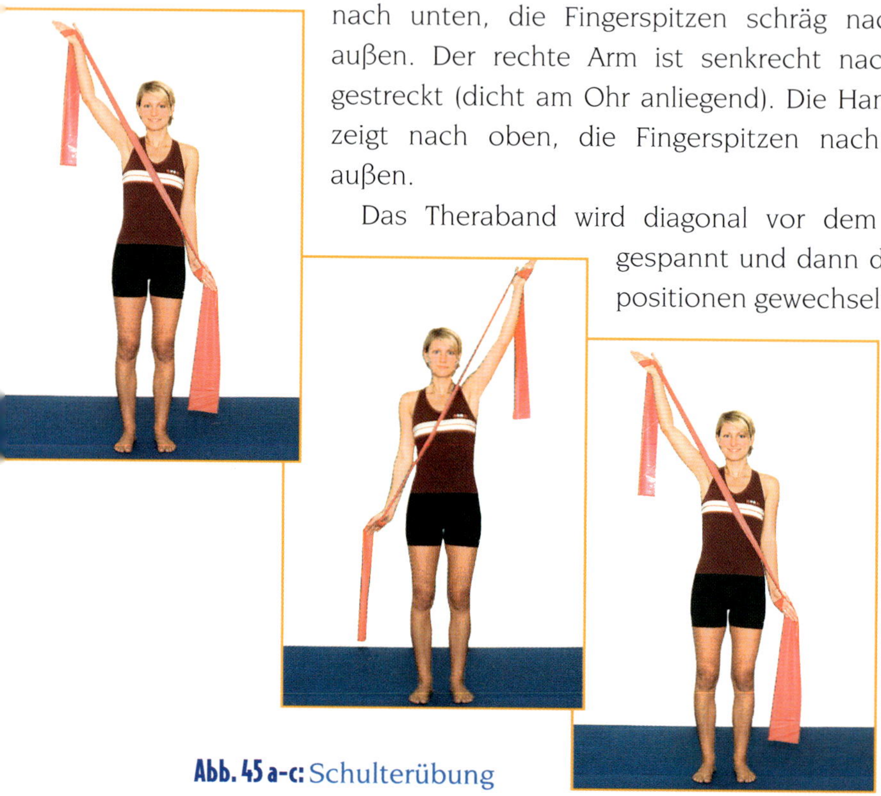

Abb. 45 a-c: Schulterübung

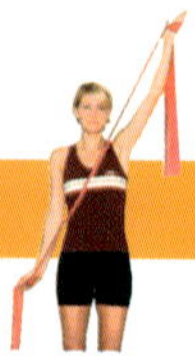

Wirkung/Feedback:

- Kräftigung der aufrichtenden Muskulatur und der Schultergürtelmuskulatur (Rotatorenmanschette).
- Aufrechter, lockerer Stand.

Übung 41: Kniefesselung

Ausgangsposition:

Aufrechter Sitz auf einem Stuhl. Das Theraband wird mehrfach um die Oberschenkel gewickelt. Die gestreckten Arme befinden sich seitlich am Körper, die Hände sind geöffnet, die Finger gespreizt und zeigen nach hinten.

Der aufgerichtete Oberkörper wird leicht nach vorn geneigt. Bewegen Sie Ihre Oberschenkel nach außen, sodass das Theraband gespannt ist. Anschließend lassen Sie Ihre Oberschenkel vom Theraband wieder langsam nach innen ziehen.

Ansicht von vorn

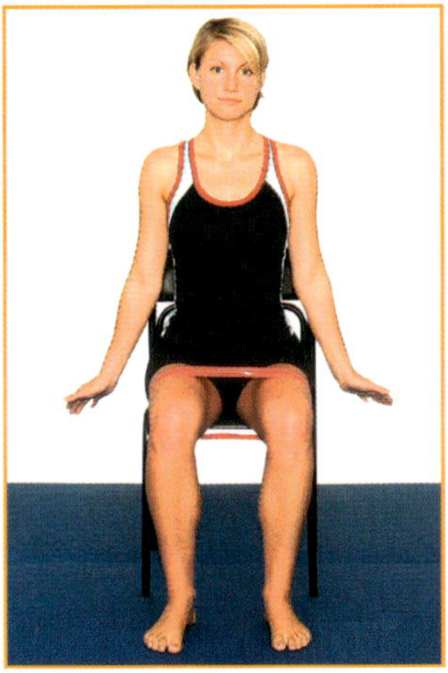

Seitansicht

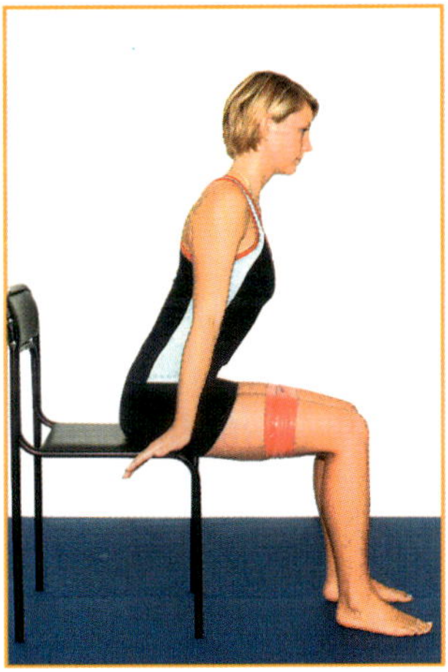

Abb. 46 a-b: Kniefesselung

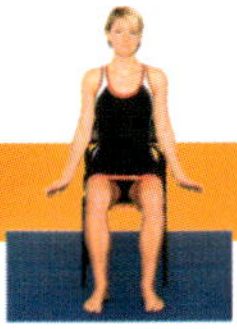

Wirkung/Feedback:

- Verbesserung der Sitzposition.
- Kräftigung der Hüftabduktoren.
- Aufrechter, lockerer Sitz.

Übung 42: Gürtelübung

Ausgangsposition:

Aufrechter Sitz oder Stand.

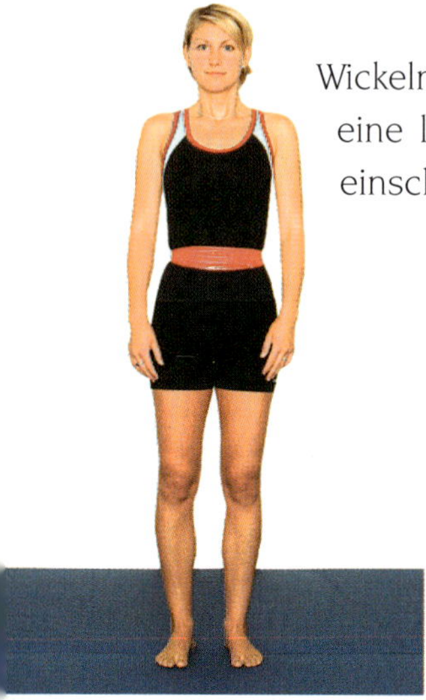

Wickeln Sie sich das Theraband so um den Bauch, dass Sie eine leichte Taille bekommen (das Theraband darf nicht einschnüren).

Atmen Sie bewusst tief durch die Nase ein und atmen so langsam wie möglich auf den Ton „Ffffff ..." wieder aus.

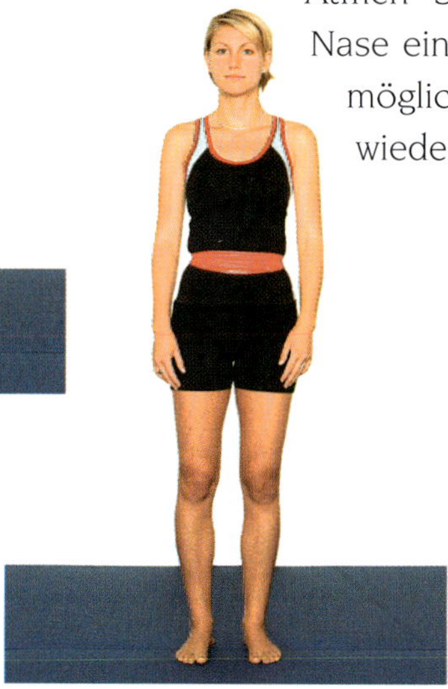

Abb. 47 a-b:
Gürtelübung – Einatmung und Ausatmung

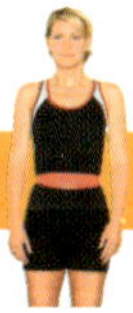

Wirkung/Feedback:

- Dehnung der Bauchmuskulatur.
- Vertiefte Atmung.
- Training des tiefen, queren Bauchmuskels (M. transversus abdominis).

Übung 43: Atemübung 2 mit dem Theraband

Ausgangsposition:

Aufrechter Stand, das Theraband wird unter der Brust um die Rippen geschlungen (nicht um die Taille), anschließend um die Hände gewickelt (siehe Auswärtsdrehung, Übung 3, S. 28).

Atmen Sie gegen den Widerstand des Bandes ein. Während der Ausatmung dehnen Sie das Band durch Auswärtsdrehung der Arme wie in Übung 3, der Brustkorb wird kleiner. Die Ausatmung kann wie in der Atemübung 2 (Übung 3) auf die Buchstaben „P", „T", „K" oder „Sch" erfolgen. Diese Übung 3 x wiederholen.

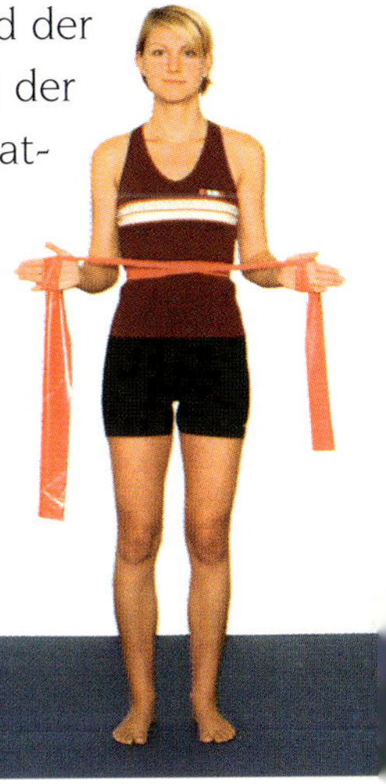

Variante:

Die Übung ist auch im Sitzen durchführbar.
Beachten Sie die aufrechte Haltung (Kap. 2.1)!

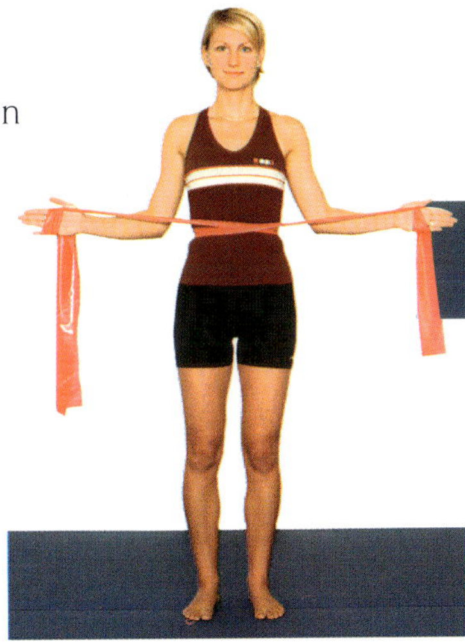

Abb. 48 a-b: Atemübung 2 mit dem Theraband

Wirkung/Feedback:

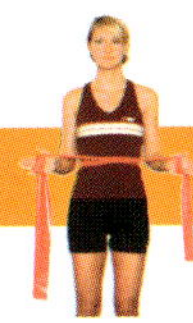

- Entspannung des Zwerchfells, der Rückenstrecker und Hüftbeuger.
- Spürbare Verlängerung der Ausatmung.

2.6 Sensomotorisches Training auf dem Trampolin, aerostep® und Gymnastikball

Alle Körperhaltungen und Körperbewegungen beinhalten Gleichgewichtsaspekte, sei es das Stehen, Gehen oder Laufen, das Werfen, Hinsetzen oder Aufstehen usw. (vgl. Bäumler & Schneider, 1981). Das Gleichgewicht bildet somit die Voraussetzung für alle koordinativen Bewegungsmuster im Raum. Beispielsweise stellt allein die aufrechte Körperhaltung eine Gleichgewichtsleistung des menschlichen Körpers dar, in der die einwirkenden äußeren Kräfte, die Schwerkraft sowie die Kräfte der Fort- und Drehbewegung reguliert werden. Letztlich zeigen alle aktiven Bewegungen in der Summe Veränderungen von Gleichgewichtszuständen auf. Dies vor allem dann, wenn die Bewegung in unsicheren Situationen, z. B. auf instabilen Untergründen, wie auf dem Trampolin der Fall, stattfindet.

Trampolin

Auf dem Trampolin finden alle Körperbewegungen primär in der Transversalebene (nach oben und unten) unter ständiger und direkter Ausnutzung der in dieser Richtung wirkenden Schwerkraft statt. Der Vorteil gegenüber ähnlichen Trainingsformen auf festem Untergrund (z. B. Seilspringen; Laufen) besteht darin, dass der Bremsweg auf dem gefederten Trampolin länger ist als auf einer harten Unterlage. Dadurch werden Belastungsspitzen und Überbeanspruchungen des passiven und aktiven Stütz- und Bewegungssystems vermieden.

Im Gegensatz zur weit verbreiteten Meinung findet keine erhöhte Belastung von Gelenken und Bandscheiben statt, da die weich gefederte Matte des Trampolins Belastungen besser abfedert als der normale (harte) Untergrund.

Jede Schwingung auf dem Trampolin stellt eine rhythmische, mechanische Belastung (Druck- und Zugbelastung) für den passiven und aktiven Bewegungsapparat dar, wodurch ein gleichmäßiger Bildungsreiz für alle Gewebe generiert wird.

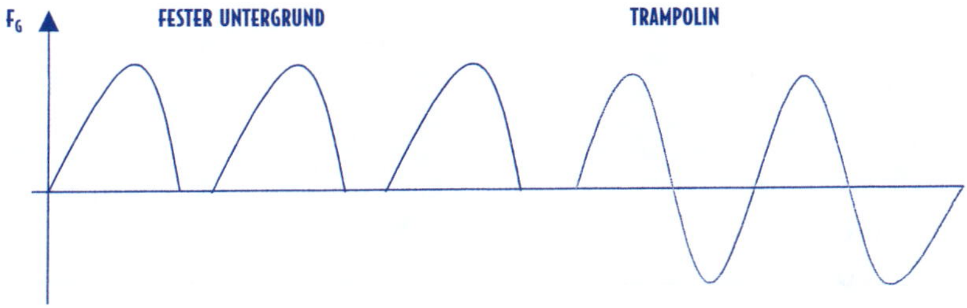

Abb. 49: Belastungscharakteristik

Die Übungssituation auf dem Trampolin ist zudem dadurch gekennzeichnet, dass der Trainierende beim Springen auf einer Stelle seinen Körperschwerpunkt innerhalb der Unterstützungsfläche zentrieren muss. Durch diese Aktivität erfährt der Körper einen größeren Drehimpuls um die Horizontalachse als auf festem Untergrund. Dadurch wird der Trainierende dazu veranlasst, seine Extremitäten und seinen Rumpf entsprechend zu verlagern.

Zusätzlich werden beim Schwingen auf dem Trampolin neurophysiologische Aufrichtungsimpulse angebahnt. Diese betreffen insbesondere die Vestibularaktivität (Gleichgewichtsapparat) und den monosynaptischen Dehnungsimpuls für die gesamte Antischwerkraftmuskulatur. Auf Grund der ständigen neurophysiologischen Aufrichtungsimpulse auf dem Trampolin wird die aufrechte Körperhaltung im motorischen Gedächtnis gespeichert und so die Grundlage für ein neues Haltungs- und Bewegungsbewusstsein gelegt (vgl. Placht & Weiland, 1998).

Das Training auf dem Trampolin spricht vor allem die kleinen, monosegmentalen Rückenstrecker, die dem Willen entzogen sind und deshalb nur reflektorisch trainiert werden können, an. Dies stellt einen wichtigen Beitrag zur Verbesserung der Funktionsfähigkeit des tiefen Stabilisierungssystems und damit zur besseren Haltungskontrolle dar. Deshalb ist es ein ideales Trainingsgerät für Rückenschmerzpatienten.

Das Trampolin wird bereits erfolgreich in der Sportphysiotherapie bei Nachbehandlungen von Frakturen aller Art eingesetzt. Auch in der Nachbehandlung von neurologischen Erkrankungen, wie z. B. Schlaganfall und Querschnittlähmung, konnten gute therapeutische Ergebnisse erzielt werden. Des Weiteren findet es in der Senso- und Psychomotorik in Kombination mit der konzentrativen Bewegungstherapie und Feldenkrais Anwendung. Das Trampolin stellt eine wesentliche Erweiterung der bisherigen Medizinischen Trainingstherapie dar (vgl. Placht & Weiland, 1998), da ein gutes Koordinationstraining auch eine Kräftigung der Muskulatur bewirkt.

Wenn im Folgenden vom Trampolin die Rede ist, so ist immer das Minitrampolin gemeint.

!

Folgende Grundregeln sollten Sie beim Üben auf dem Trampolin beachten:

- Bitte vorher auf die Toilette gehen, denn das Üben auf dem Trampolin stellt eine ungewohnte Beanspruchung des Beckenbodens dar.

- Immer barfuß üben. Dies verbessert die Wahrnehmung und verringert die Unfallgefahr.

- Nicht unvorbereitet vom schwingenden Trampolin auf den Boden springen, sondern immer vorher auf dem Trampolin zum Stehen kommen und dann langsam heruntergehen. Durch das Training auf dem Trampolin kommt es zu einer „Verstellung" der Empfindlichkeit der Rezeptoren und infolgedessen zu einer erhöhten Verletzungsgefahr von Bändern und Gelenken beim Aufprall auf den harten Boden.

Merke: Nicht vom Trampolin herunterspringen.

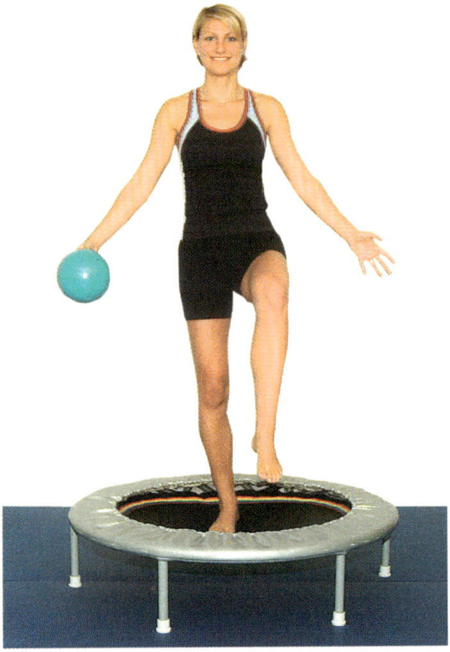

Tipp

Versuchen Sie nach einer Übungseinheit auf dem Minitrampolin (vor allem nach dem Springen), wie gewohnt auf dem harten Boden zu springen. Sie werden merken, dass das nicht geht.

Übungen auf dem Trampolin

Übung 44: Grundschwingen

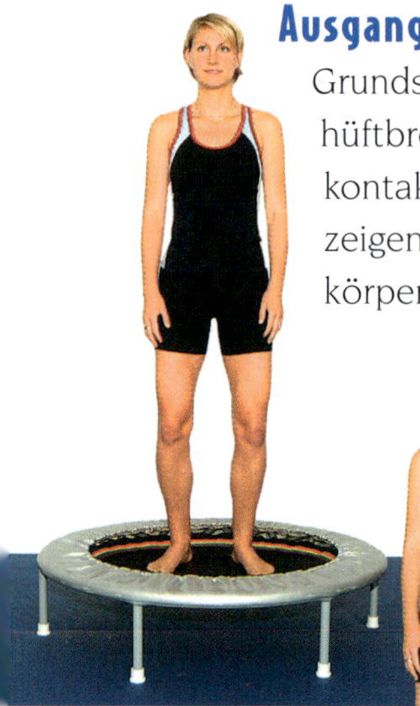

Ausgangsposition:

Grundstellung auf dem Trampolin, d. h.: Die Füße sind hüftbreit auseinander, die ganze Fußsohle hat Mattenkontakt. Die Knie sind etwas gebeugt, die Kniescheiben zeigen leicht nach außen. Leichte Beckenkippung, Oberkörper aufrecht (wie eine Marionette, vgl. Seite 174), die Arme hängen locker seitlich am Körper. Zum Erspüren der richtigen Beckenkippung, siehe Kap. 2.1.

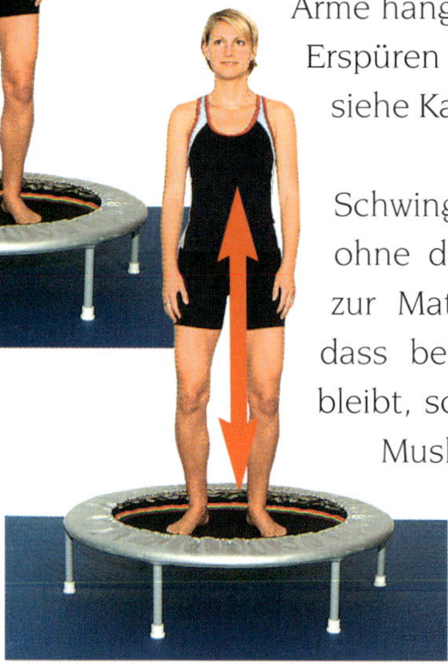

Schwingen Sie gleichmäßig auf und ab, ohne dass dabei die Füße den Kontakt zur Matte verlieren (achten Sie darauf, dass besonders die Ferse immer unten bleibt, sonst bekommen Sie einen starken Muskelkater in der Wade).

Abb. 50a-b: Grundschwingen

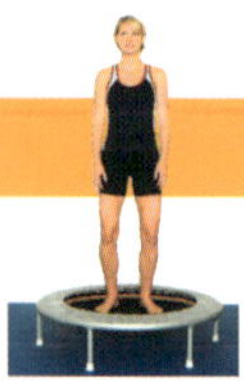

Wirkung/Feedback:

- Verbesserung der Koordination (Gleichgewicht).
- Verbesserung der Wahrnehmung (aufrechte Haltung).
- Training der kleinen Rückenmuskeln (Stabilisierungssystem).

Übung 45: Seemann

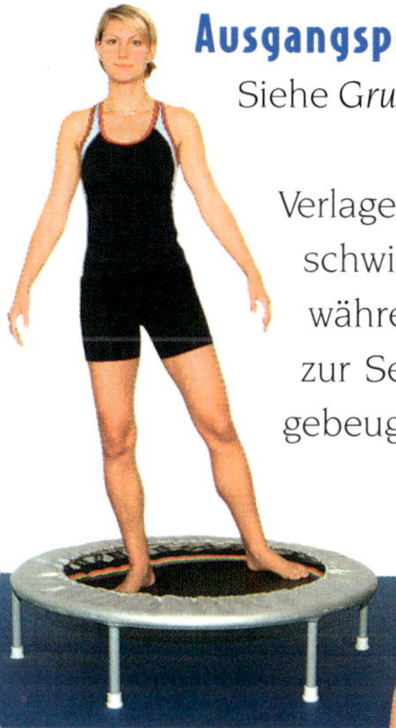

Ausgangsposition:

Siehe *Grundschwingen*.

Verlagern Sie Ihr Gewicht, während Sie immer weiterschwingen, langsam von einem Bein auf das andere, während der Oberkörper aufrecht bleibt und nicht zur Seite kippt. Zwischendurch wieder auf die leicht gebeugten Kniegelenke achten!

Tipp

Legen Sie sich während des Schwingens ein Buch oder einen Tischtennisschläger auf den Kopf. Damit dieser nicht herunterfällt, müssen Sie aufrecht bleiben.

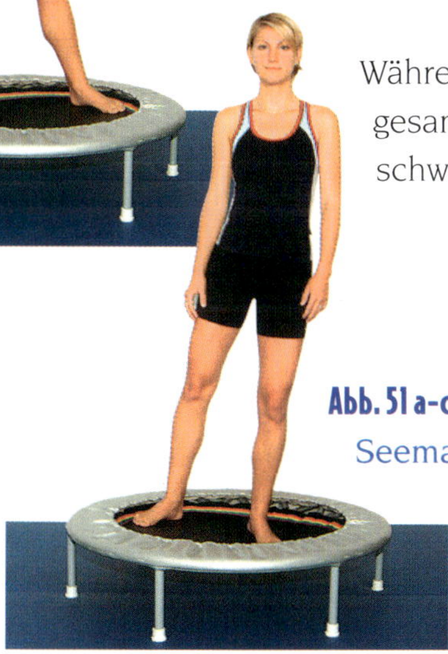

Während der gesamten Übung schwingen!

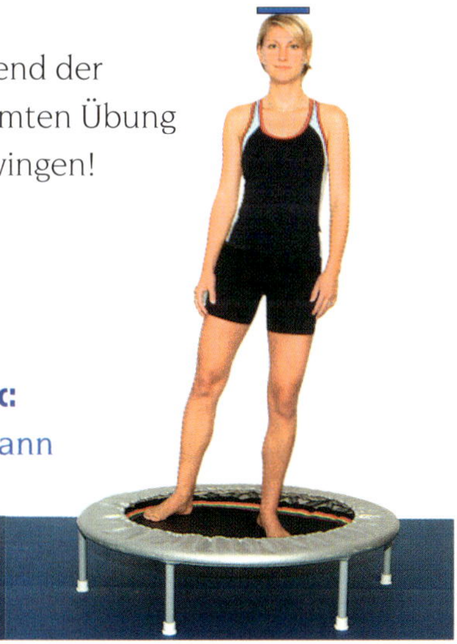

Abb. 51 a–c: Seemann

Wirkung/Feedback:

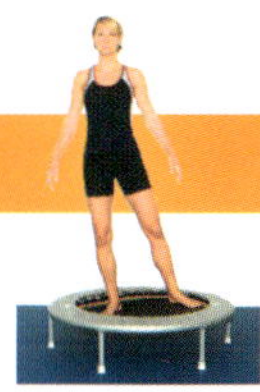

- Verbesserung der Koordination (Gleichgewicht).
- Verbesserung der Wahrnehmung (aufrechte Haltung).
- Training der kleinen Rückenmuskeln (Stabilisierungssystem).

Übung 46: Gewichtsverlagerung

Ausgangsposition:

Siehe *Grundschwingen*.

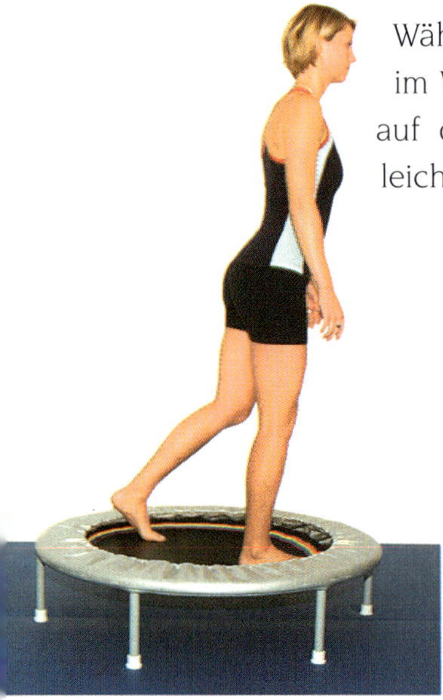

Während Sie schwingen, verlagern Sie das Gewicht im Wechsel nach vorn und hinten, von einem Bein auf das andere. Wichtig ist, dass die Kniegelenke leicht gebeugt sind.

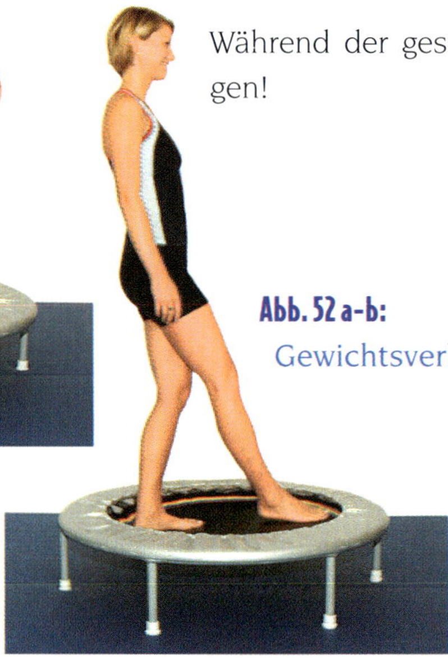

Während der gesamten Übung schwingen!

Abb. 52 a-b:
Gewichtsverlagerung

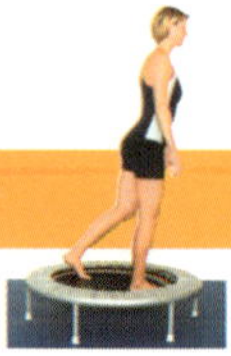

Wirkung/Feedback:

- Verbesserung der Koordination (Gleichgewicht).
- Verbesserung der Wahrnehmung (aufrechte Haltung).
- Training der kleinen Rückenmuskeln (Stabilisierungssystem).

Übung 47: Storch

Ausgangsposition:

Siehe *Grundschwingen*.

Wenn Sie das Gewicht auf das vordere Bein verlagern, nehmen Sie den kontralateralen Arm mit nach vorne oben.

Während der gesamten Übung schwingen!

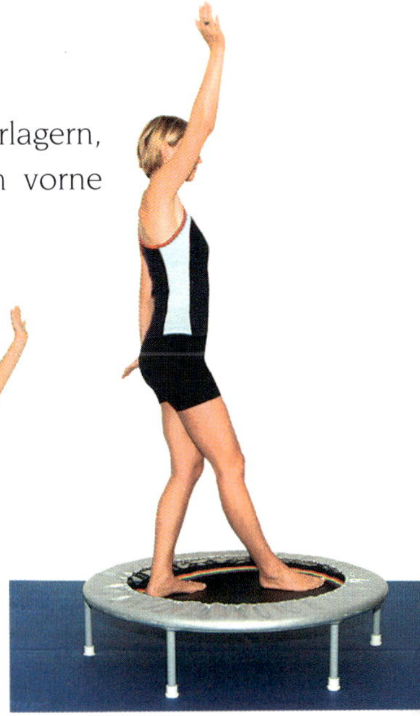

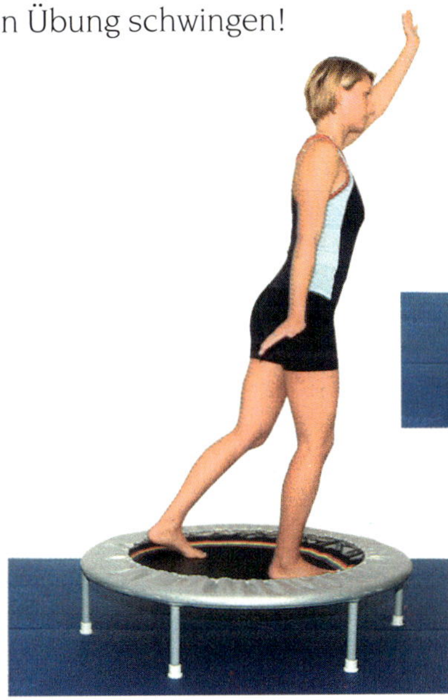

Abb. 53 a-b: Storch

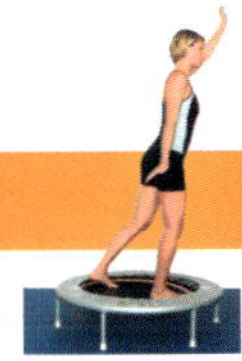

Wirkung/Feedback:

- Verbesserung der Koordination (Gleichgewicht).
- Verbesserung der Wahrnehmung (aufrechte Haltung).
- Training der kleinen Rückenmuskeln (Stabilisierungssystem).

Übung 48: Ballkreisen

Ausgangsposition:

Siehe *Grundschwingen*.

Nehmen Sie einen kleinen Ball und reichen diesen, während Sie schwingen, um Ihren Körper herum. Mal rechtsherum – mal linksherum. Oder auch im großen Bogen vor dem Körper über dem Kopf übergeben.

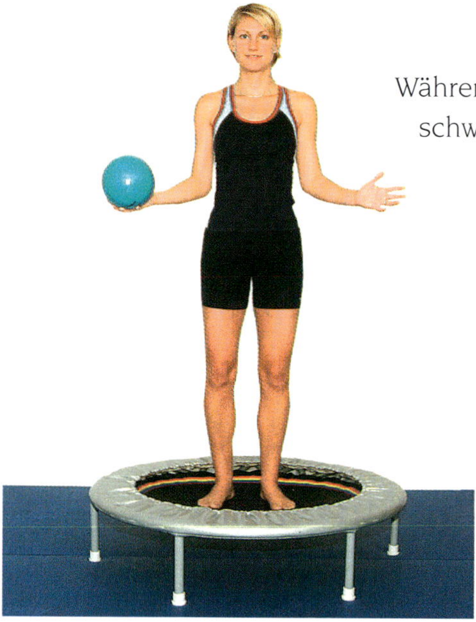

Während der gesamten Übung schwingen!

Abb. 54: Ballkreisen

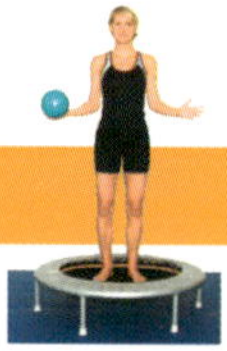

Wirkung/Feedback:

- Koordination (Gleichgewicht).
- Training der kleinen Rückenmuskeln (Stabilisierungssystem).

Übung 49: Wäsche aufhängen

Hierbei handelt es sich um **die** Grundübung der Rückenschule, die aber erst durch das zusätzliche Schwingen auf dem Trampolin im Unterbewusstsein abgespeichert wird und von dort im Alltag abgerufen werden kann (siehe Kap. 2.6 „Sensomotorisches Training").

Zunächst steht der „Wäschekorb" auf einem Hocker: Beugen Sie sich mit geradem Rücken nach vorn und verlagern Sie Ihren Körperschwerpunkt nach hinten.

Stellen Sie sich vor, Sie sind ein Kran, der, um eine Last heben zu können, auf der Gegenseite ein „Gegengewicht" braucht (Ihr Gesäß). Ihr Rücken ist dann gerade, wenn Sie das Gefühl haben, ein Hohlkreuz zu machen (Dies passiert beim Vorneigen nicht!).

Stellen Sie sich nun vor, Sie nehmen ein Wäschestück aus dem Korb. Richten Sie sich auf und „hängen" es, so hoch Sie können, auf die Leine. Dabei immer weiterschwingen.

Wenn Sie die Übung bis hierhin beherrschen (aber erst dann), stellen Sie sich vor, der „Wäschekorb" steht auf dem Boden. Neigen Sie sich wieder nach vorn, so weit Sie dies mit geradem Rücken und Gewichtsverlagerung können. Jetzt beugen Sie die Kniegelenke, bis Sie den Grund des „Wäschekorbs" erreichen. Dann die „Last" an den Körper nehmen und aufrichten, danach erst die Knie strecken. Richten Sie sich nun auf und hängen Sie die „Wäsche" über dem Kopf auf. Während der gesamten Übung weiterschwingen.

Üben Sie am besten vor einem Spiegel und haben Sie Geduld, bis Sie das *Wäscheaufhängen* wirklich beherrschen. Das Erlernen eines neuen Bewegungsprogramms erfordert Zeit.

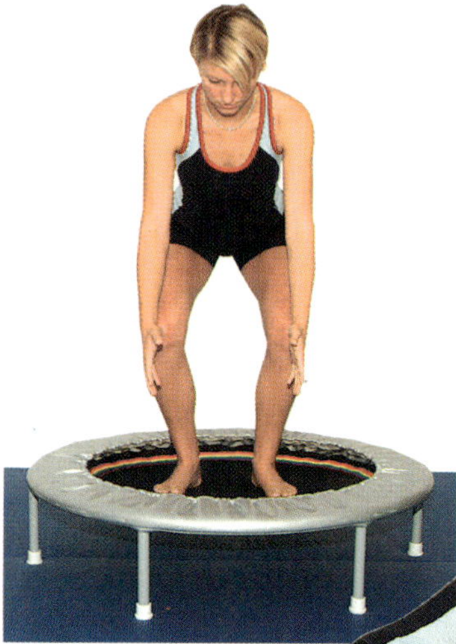

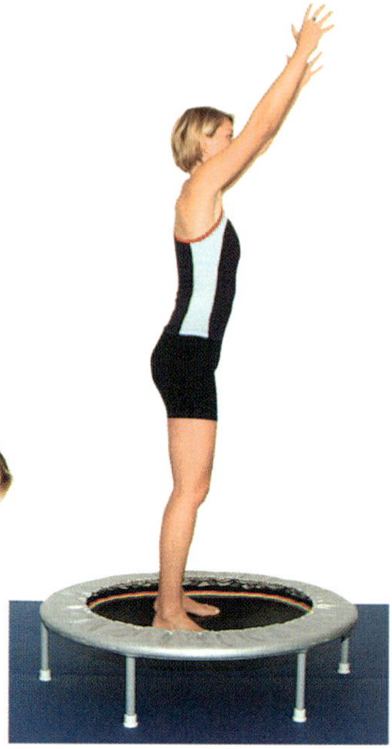

Während der gesamten Übung schwingen!

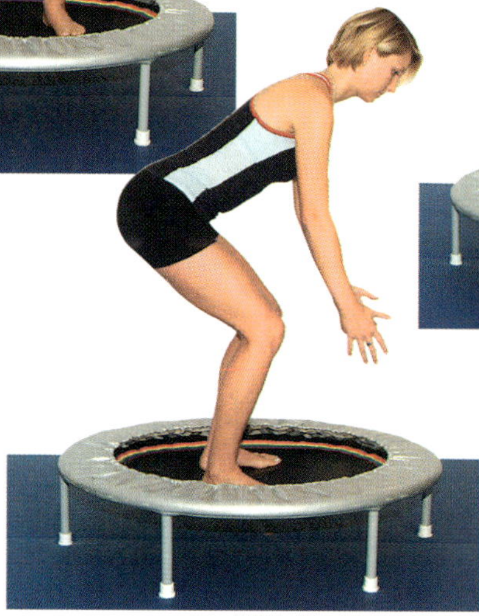

Abb. 55 a-c: Wäsche aufhängen

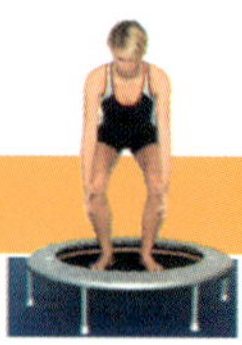

Wirkung/Feedback:

- Erarbeitung und Training eines neuen Bewegungsprogramms.
- *Automatisieren* der Aufrichtung.

Übung 50: Ballachter

Ausgangsposition:

Siehe Grundschwingen

Gehen Sie, während Sie immer weiter schwingen, in die tiefe Hocke. Auch hierbei ist der Oberkörper aufrecht (wie beim *Wäscheaufhängen*). Geben Sie den kleinen Ball wechselseitig um den rechten und linken Oberschenkel.

Während der gesamten Übung schwingen!

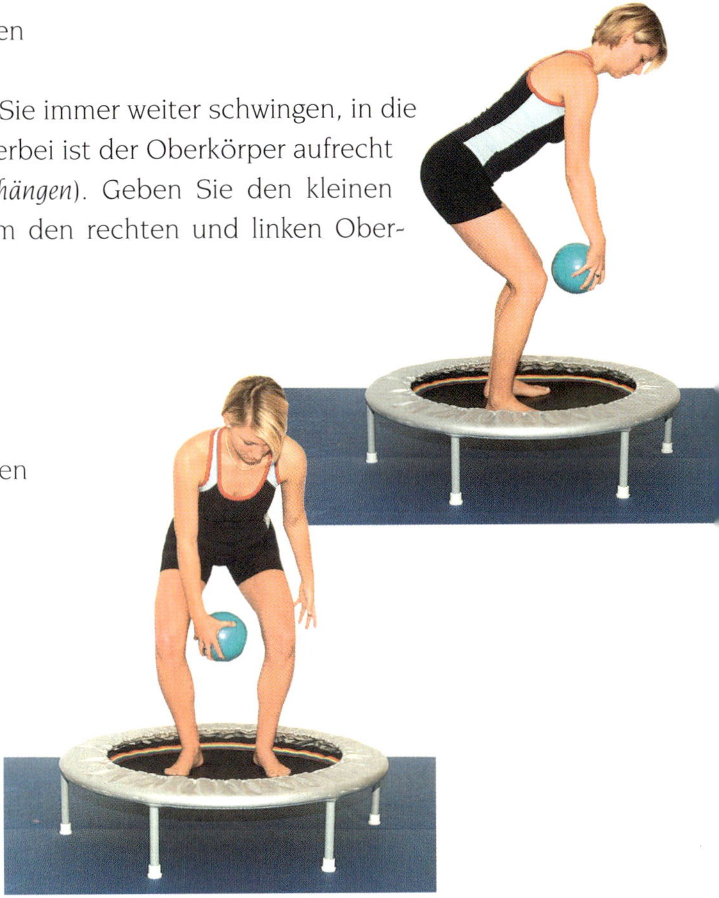

Abb. 56 a-b:
Ballachter

Wirkung/Feedback:

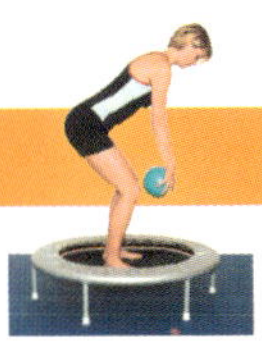

- Erarbeitung und Training eines neuen Bewegungsprogramms.
- *Automatisieren* der Aufrichtung.

Übung 51: Einbeinstand

Ausgangsposition:

Siehe *Grundschwingen*.

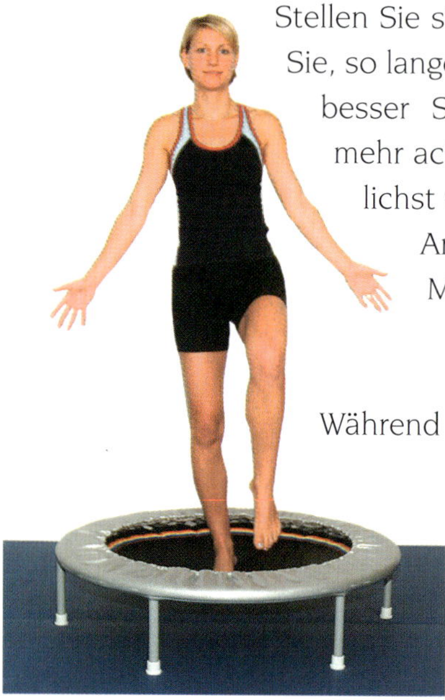

Stellen Sie sich auf das rechte Bein und versuchen Sie, so lange wie möglich, die Balance zu halten. Je besser Sie diese Übung beherrschen, umso mehr achten Sie beim Schwingen darauf, möglichst wenige Wackelbewegungen zu machen. Anschließend mit dem linken Bein üben. Mehrmals wechseln.

Während der gesamten Übung schwingen!

Abb. 57: Einbeinstand

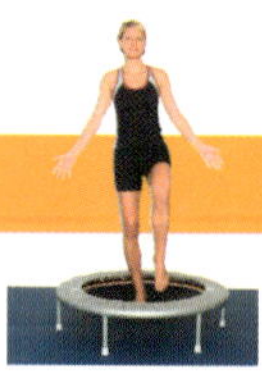

Wirkung/Feedback:

- Koordination (Gleichgewicht).
- Training der kleinen Rückenmuskeln (Stabilisierungssystem).
- Verbesserung der Stabilität der Oberschenkelknochen (Osteoporosevorbeugung).

Übung 52: Ball durchgeben

Ausgangsposition:

Siehe *Grundschwingen*.

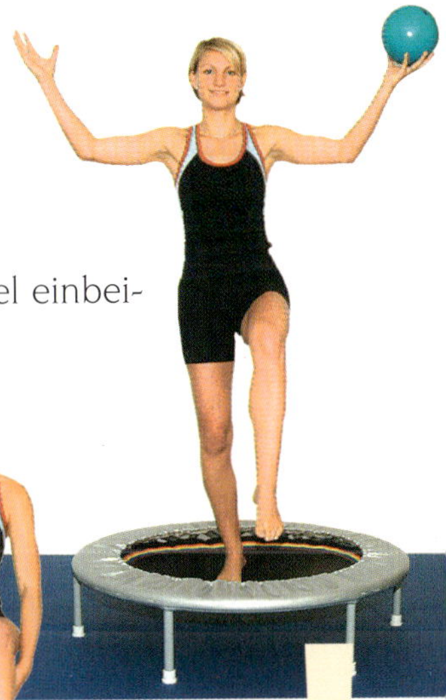

Versuchen Sie, während des Schwingens im Wechsel einbeinig auf dem Trampolin zu stehen.
Dabei können Sie den kleinen Ball jeweils unter dem angehobenen Oberschenkel hindurchgeben.

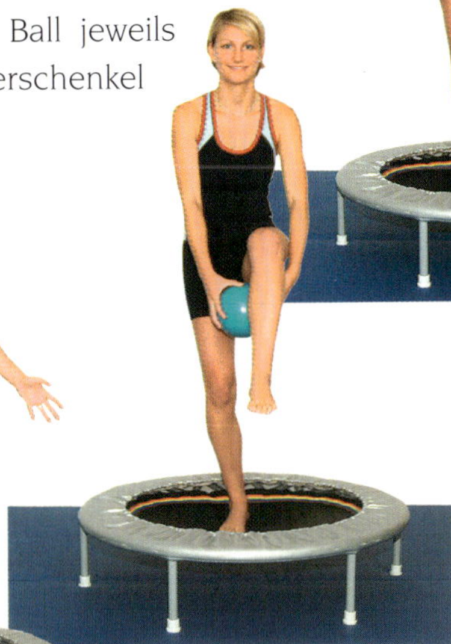

Während der gesamten Übung schwingen!

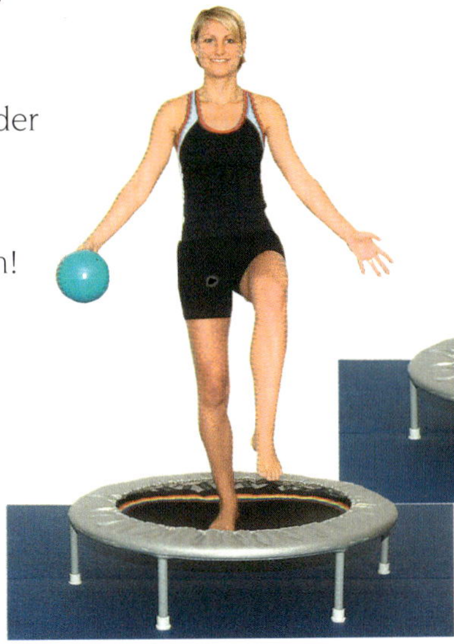

Wichtig

Führen Sie die Übung langsam aus und legen Sie Ihr Hauptaugenmerk auf die aufrechte Haltung, während Sie auf einem Bein stehen.

Abb. 58 a-c: Ball durchgeben

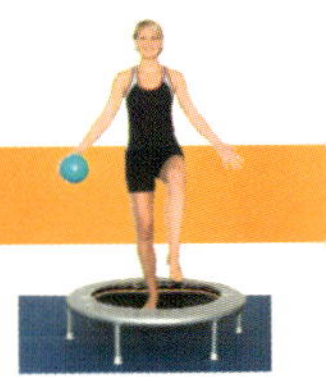

Wirkung/Feedback:

- Koordination (Gleichgewicht).
- Training der kleinen Rückenmuskeln (Stabilisierungssystem).
- Verbesserung der Stabilität der Oberschenkelknochen (Osteoporosevorbeugung).

Übung 53: Gehen auf der Stelle

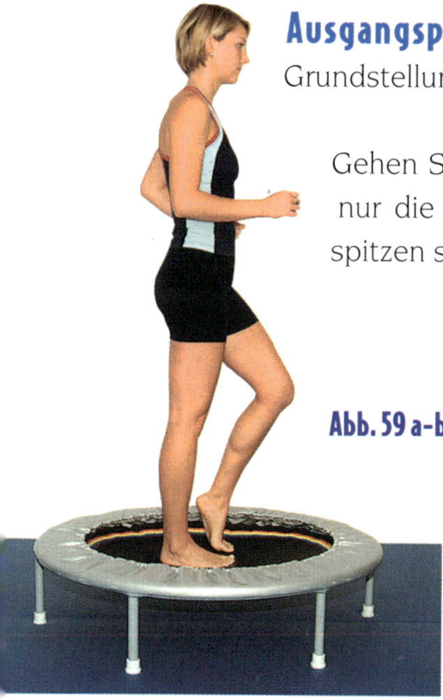

Ausgangsposition:

Grundstellung, beide Füße stehen nebeneinan- der.

Gehen Sie im flotten Tempo auf der Stelle, indem Sie nur die Fersen von der Matte lösen und die Zehenspitzen stehen lassen. Nehmen Sie auch die Arme mit.

Abb. 59 a-b: Gehen auf der Stelle

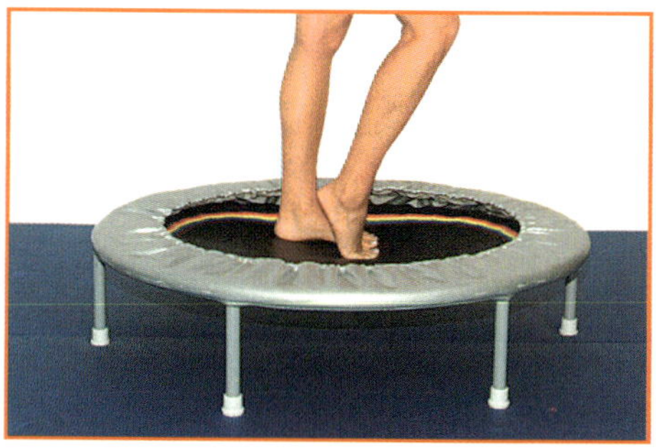

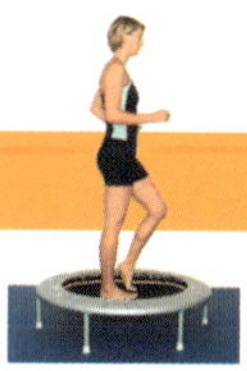

Wirkung/Feedback:

- Verbesserung des Gleichgewichts.
- Verbesserung der Wahrnehmung (aufrechte Haltung).
- Verbesserung der Ausdauer.

Übung 54: Reiten

Ausgangsposition:

Schneidersitz; Arme angewinkelt neben dem Körper.

Schwingen Sie sich nur mithilfe der Arme auf und ab, bis Sie das Gefühl haben, zu reiten oder zu fliegen. Dies kann Ihre Lieblingsübung werden.

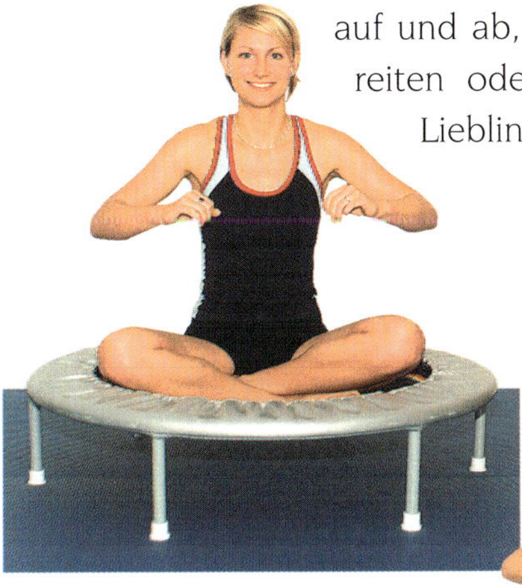

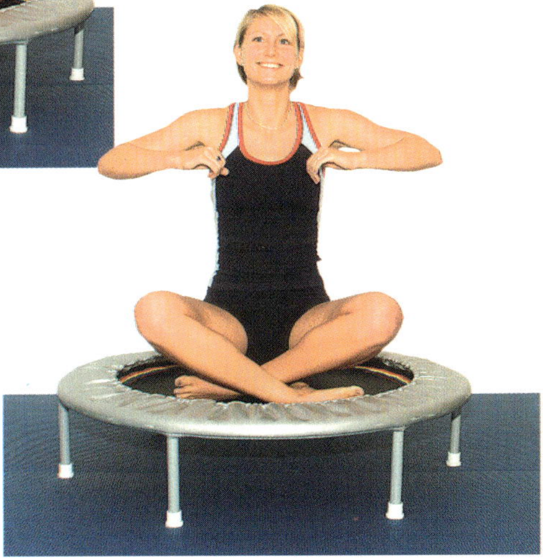

Abb. 60 a-b: Reiten

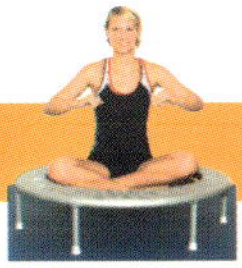

Wirkung/Feedback:

- Ganzkörperentspannungs- und Kräftigungsübung.

Übung 55: Kniestand, gerade

Ausgangsposition:

Kniestand; Füße angestellt.

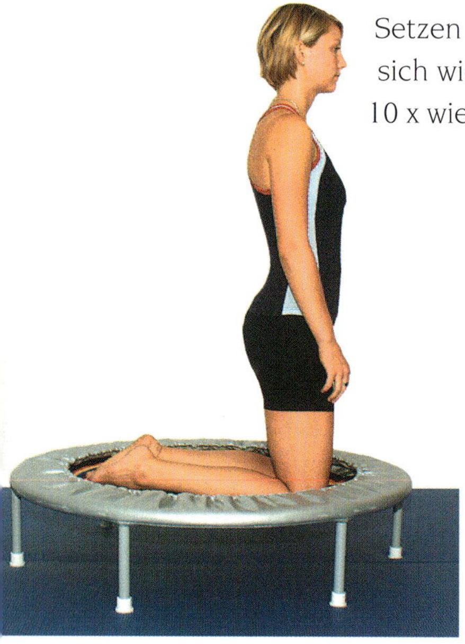

Setzen Sie sich auf Ihre Fersen und richten Sie sich wieder in den Kniestand auf. Diese Übung 8-10 x wiederholen, dabei weiterschwingen.

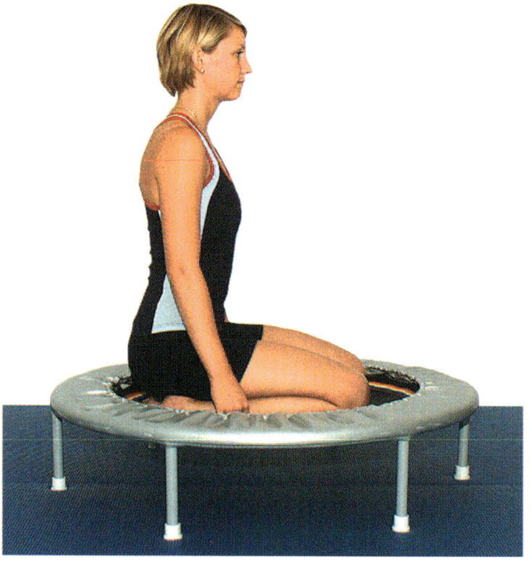

Abb. 61 a-b:
Kniestand gerade

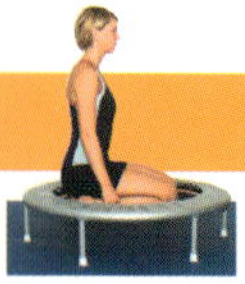

Wirkung/Feedback:

- Entspannung der Sehnenplatte des Fußes.
- Kräftigung der geraden Bauch- und Oberschenkelmuskulatur.

Übung 56: Kniestand, schräg

Ausgangsposition:

Kniestand; Füße gestreckt.

Setzen Sie sich abwechselnd rechts und links neben Ihre Füße und richten Sie sich wieder in den Kniestand auf.

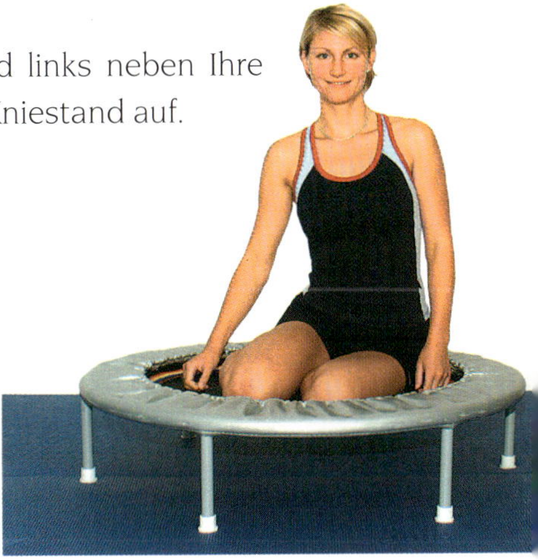

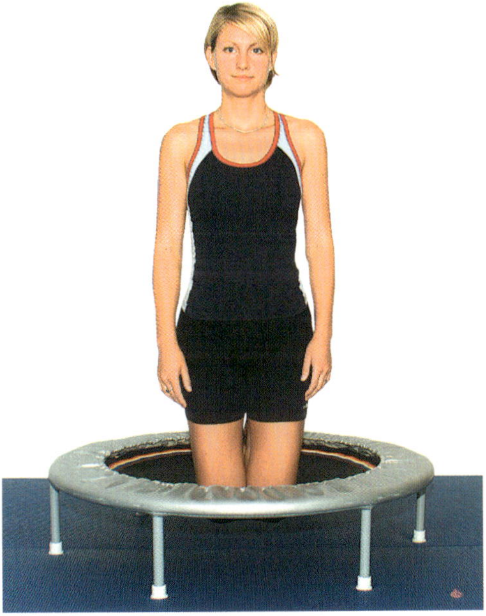

Abb. 62 a-b:
Kniestand, schräg

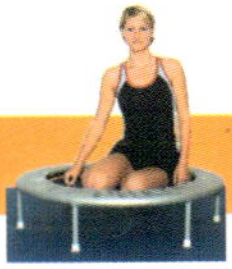

Wirkung/Feedback:

- Kräftigung vor allem der schrägen Bauchmuskeln.

Übung 57: Katzenbuckel

Ausgangsposition:

Vierfüßlerstand; Knie und Hände parallel nebeneinander.

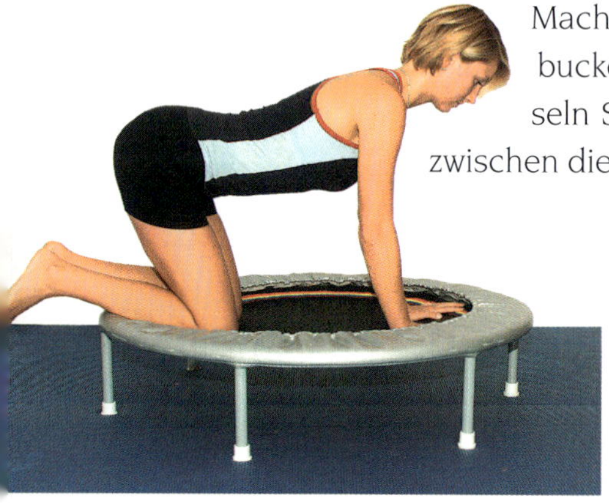

Machen Sie abwechselnd einen Katzenbuckel und ein leichtes Hohlkreuz, wechseln Sie dabei ganz langsam und fließend zwischen diesen beiden Stellungen.

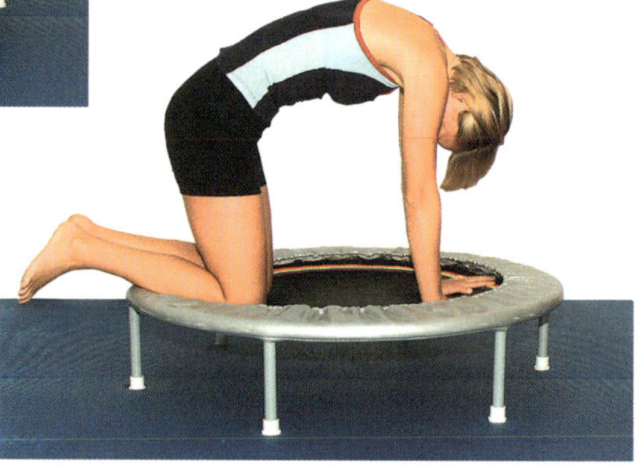

Abb. 63 a-b:
Katzenbuckel

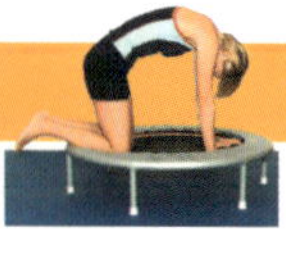

Wirkung/Feedback:

- Entspannung und Kräftigung der Rückenmuskulatur.
- Wahrnehmung der Beckenkippung.
- Koordination.

Übung 58: Katze

Ausgangsposition:

Vierfüßlerstand; Schwerpunktverlagerung nach hinten, sodass sich das Gesäß den Fersen annähert.

Bewegen Sie sich mit dem Gesicht dicht über dem Boden nach vorn (als ob Sie etwas vom Boden auflecken wollten).

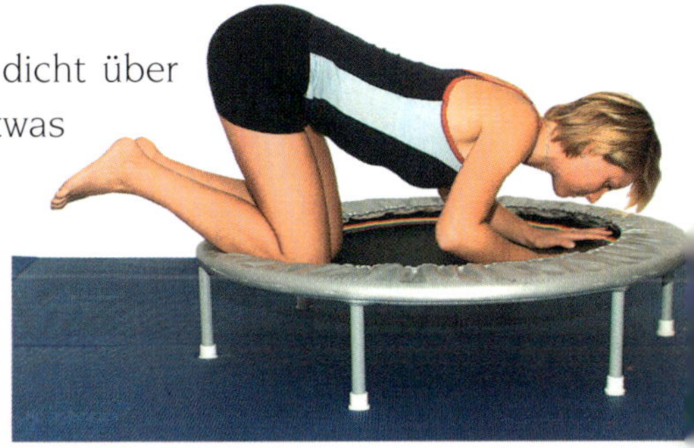

Anschließend den Rumpf nach oben, bei gestreckten Ellbogen und leichtem Rundrücken, zurück in die Ausgangsposition bewegen.

Dabei weiterschwingen.

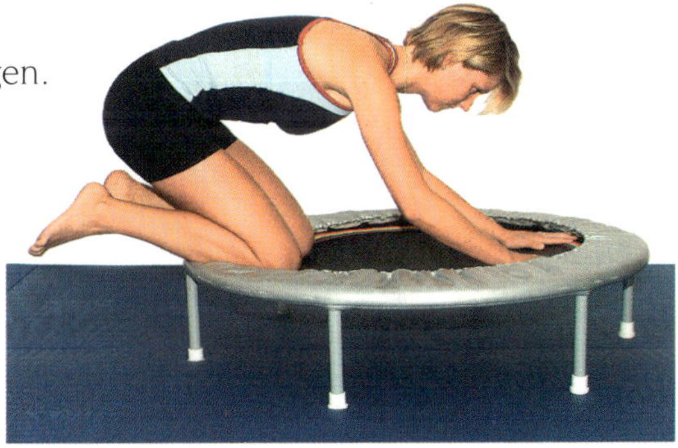

Abb. 64 a-b: Katze

Wirkung/Feedback:

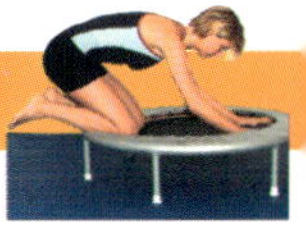

- Kräftigung und Entspannung der Rückenstrecker.
- Kräftigung der unteren Schulterblattmuskulatur.
- Koordination.

Übung 59: Waage & halbe Waage

Ausgangsposition:

Vierfüßlerstand.

Heben Sie das gestreckte Bein bis zur Waagerechten. Achten Sie darauf, das Becken nicht nach oben zu drehen (das Becken bleibt waagerecht, parallel zur Unterlage). 10 s halten, dann das andere Bein anheben. Übung 3-5 x wiederholen.

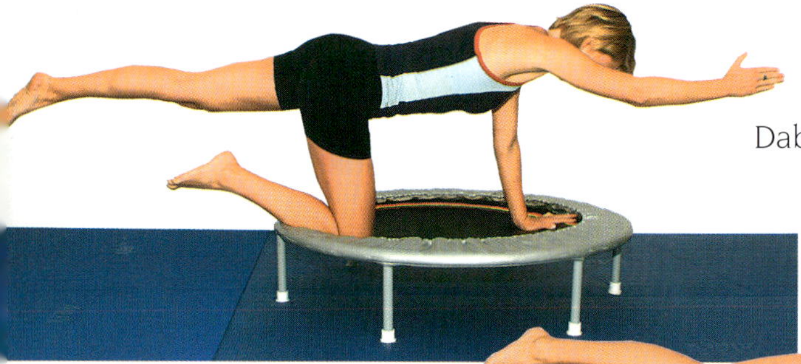

Dabei weiterschwingen.

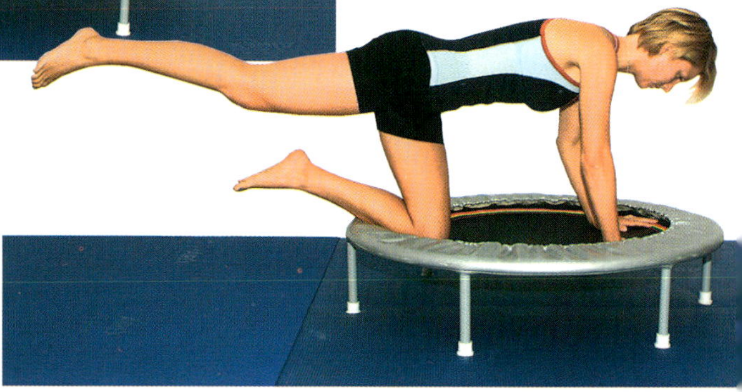

Abb. 65 a-b:
Waage und halbe Waage

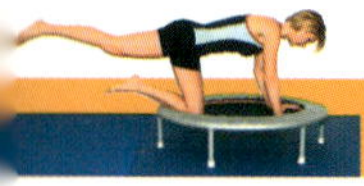

Wirkung/Feedback:

- Kräftigung der Rückenstrecker.
- Koordination.

Übung 60: Hocke

Ausgangsposition:

Hocke auf dem Trampolin.

Hocken Sie sich auf das Trampolin und versuchen Sie dabei, die Fersen auf der Matte aufzusetzen. Halten Sie dabei die Balance (gegebenenfalls am Trampolinrand festhalten).

Dabei weiterschwingen.

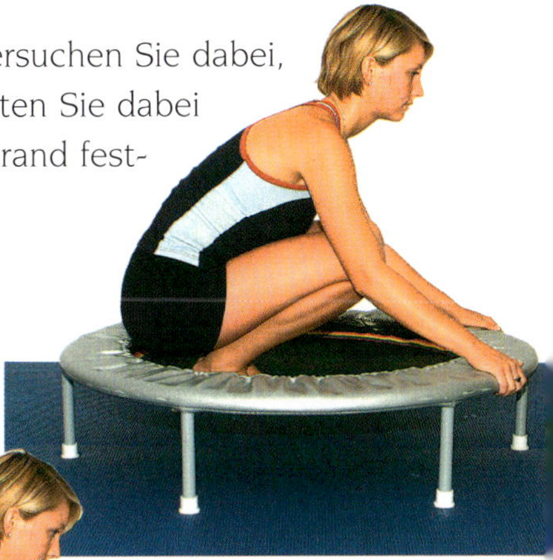

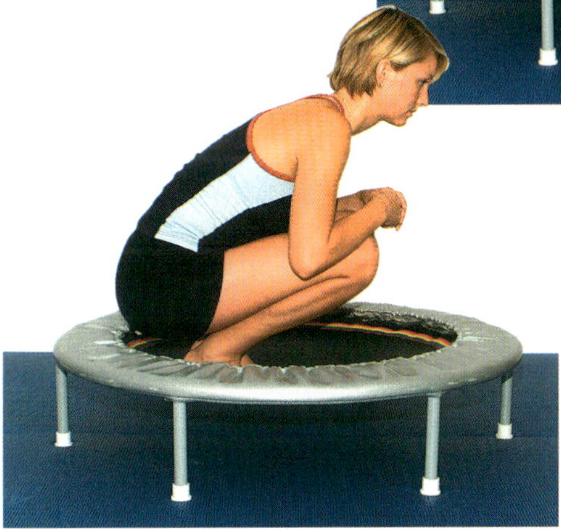

Abb. 66 a-b:
Hocke

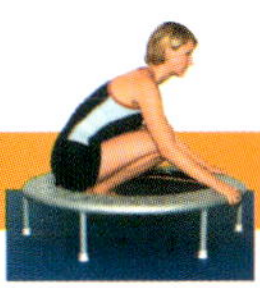

Wirkung/Feedback:

- Entspannung der Wadenmuskulatur.
- Koordination.

Übung 61: Werfen & Fangen (Partnerübung)

Ausgangsposition:

Grundstellung.

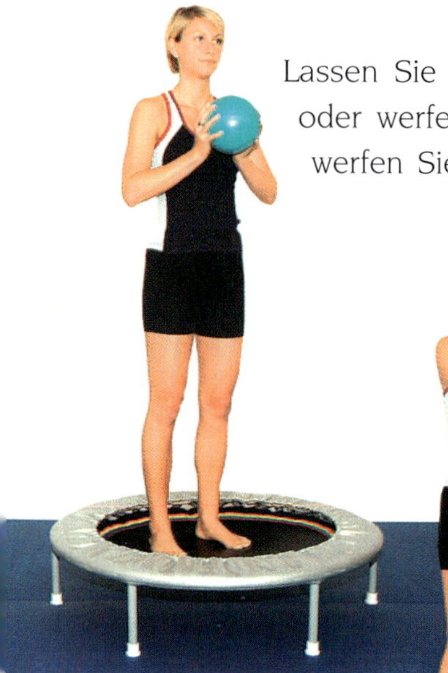

Lassen Sie sich von einem Partner einen Ball zuspielen oder werfen Sie den Ball gegen die Wand. Fangen und werfen Sie den Ball während des Schwingens auf dem Trampolin.

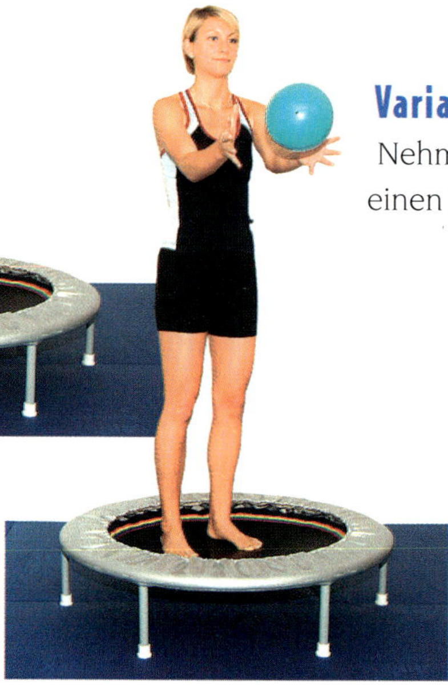

Variante:

Nehmen Sie statt eines Balls einen Luftballon.

Abb. 67 a-b:
Werfen & Fangen

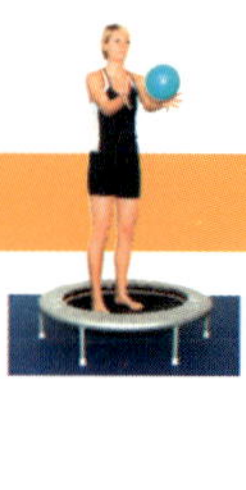

Wirkung/Feedback:

- Koordination.
- Training der kleinen Rückenmuskeln.

Übung 62: Werfen & Fangen im Einbeinstand (Partnerübung)

Ausgangsposition:

Grundstellung.

Stellen Sie sich auf ein Bein. Fangen und werfen Sie den Ball nun aus dem Einbeinstand während des Schwingens auf dem Trampolin.

Variante:

Nehmen Sie statt eines Balls einen Luftballon.

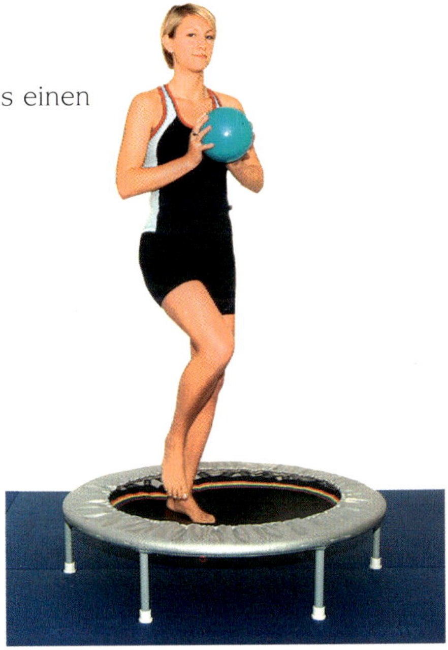

Abb. 68:
Werfen & Fangen

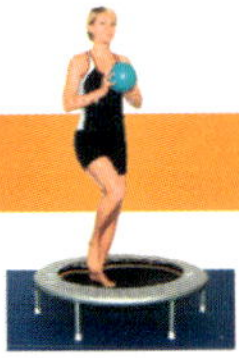

Wirkung/Feedback:

- Koordination.
- Training der kleinen Rückenmuskeln.

Übung 63: Auswärtsdrehung

Ausgangsposition:

Grundstellung; Therabandwicklung (siehe S. 66/67).

Beide Hände langsam nach hinten außen bewegen (Auswärtsdrehung der Unterarme), bis das Theraband gespannt ist; dann der Spannung des Bandes langsam nachgeben, Ellbogen bleiben am Körper.

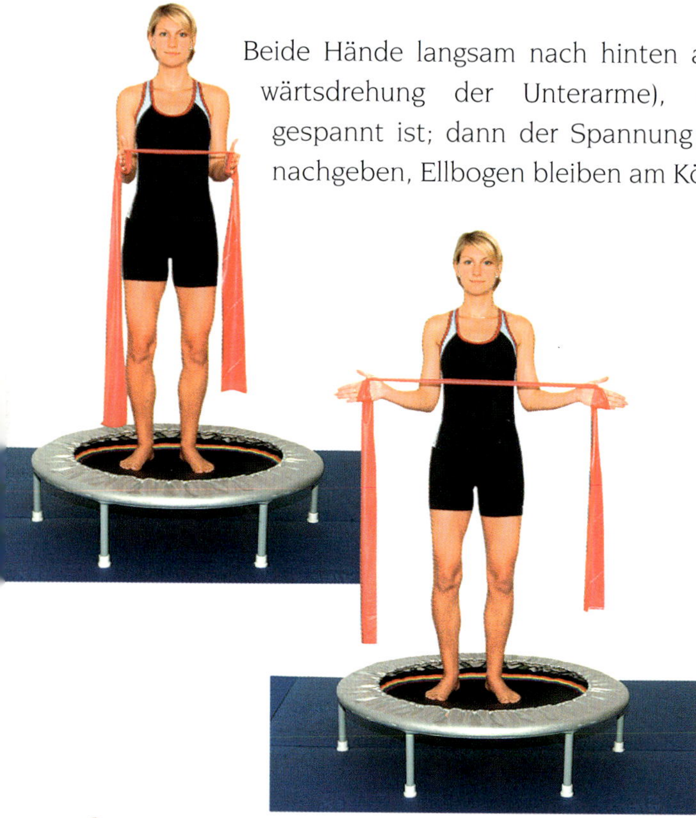

Abb. 69 a-b:
Auswärtsdrehung

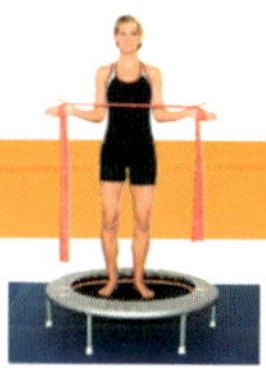

Wirkung/Feedback:

- Koordination.
- Training der kleinen Rückenmuskeln.
- Training der unteren Schulterblattmuskeln.

Übung 64: Nackenübung

Ausgangsposition:

Grundstellung; Therabandwicklung wie üblich.

Legen Sie in „Hände-hoch"-Stellung das Theraband hinter den Kopf, die Blickrichtung bleibt gerade nach vorn. Führen Sie die Hände nach vorn zusammen und drücken Sie dabei den Hinterkopf gegen das Band.

Dabei weiterschwingen.

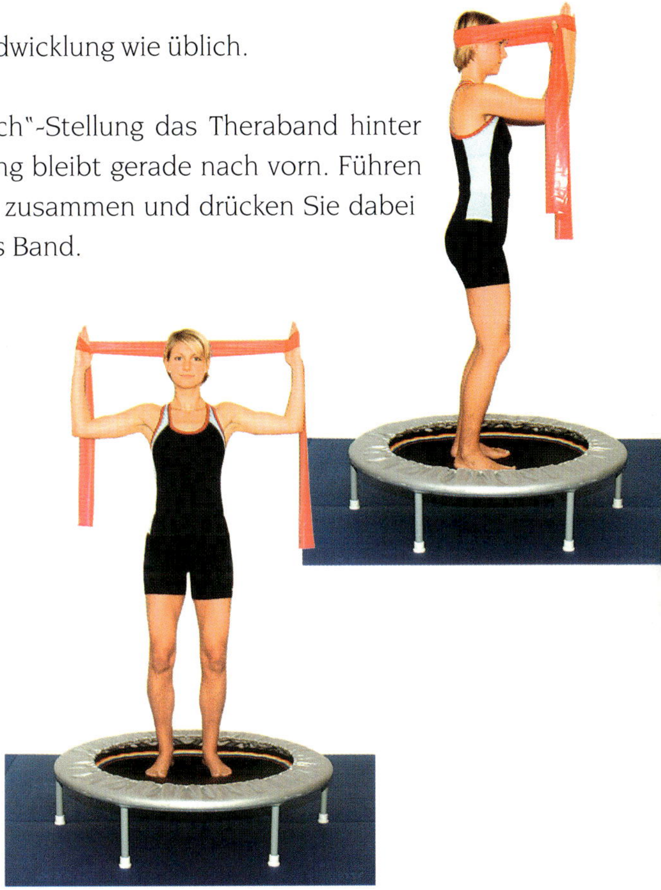

Abb. 70 a-b:
Nackenübung

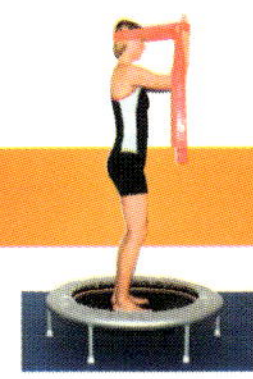

Wirkung/Feedback:

- Kräftigung und Entspannung der Nackenstrecker.
- Kräftigung und Entspannung der Schultergürtelmuskulatur.
- Koordination.

Übung 65: Schulterübung

Ausgangsposition:

Grundstellung; Therabandwicklung (siehe S. 66/67); linker Arm senkrecht nach unten gestreckt, Handfläche zeigt nach unten, Fingerspitzen schräg nach vorn außen. Der rechte Arm ist senkrecht nach oben gestreckt (dicht am Ohr anliegend); die Handfläche zeigt nach oben, die Fingerspitzen nach hinten außen.

Das Theraband wird diagonal vor dem Körper gespannt und dann die Armpositionen gewechselt.

Dabei weiterschwingen.

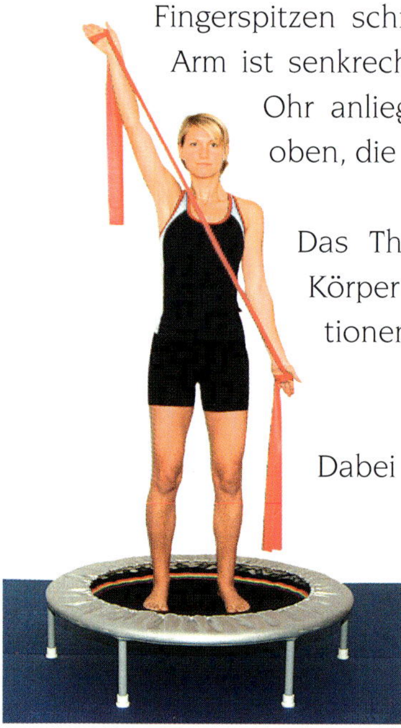

Abb. 71: Schulterübung

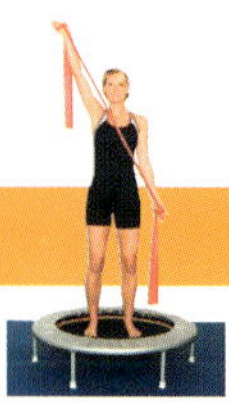

Wirkung/Feedback:

- Kräftigung und Entspannung der Schultergürtelmuskulatur (Rotatorenmanschette).
- Koordination.

Übung 66: Aufrichtung

Ausgangsposition:

Grundstellung; das Theraband um den rechten Fuß und die linke Hand wickeln.

Bücken Sie sich wie beim *Wäscheaufhängen* mit der linken Hand bis zum Trampolin hinunter und richten Sie sich anschließend wieder bis zum Stand auf. Mehrmals wiederholen, anschließend die Seite wechseln.

Dabei weiterschwingen.

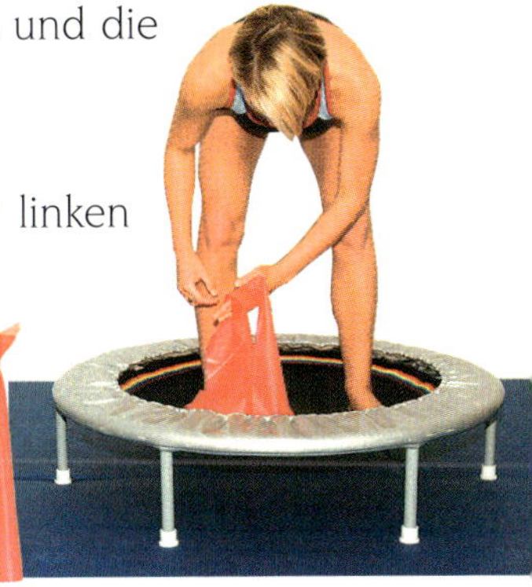

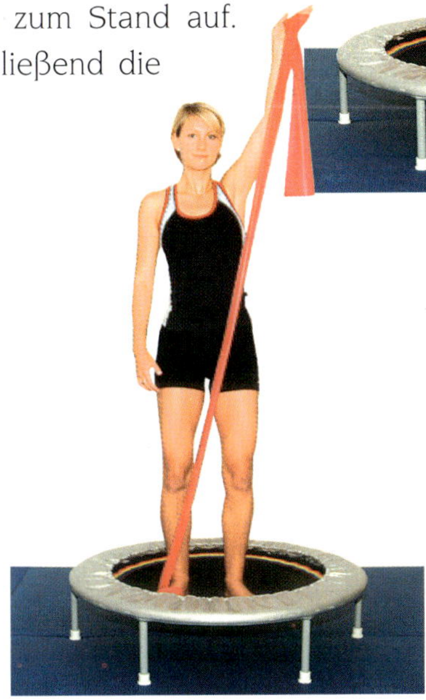

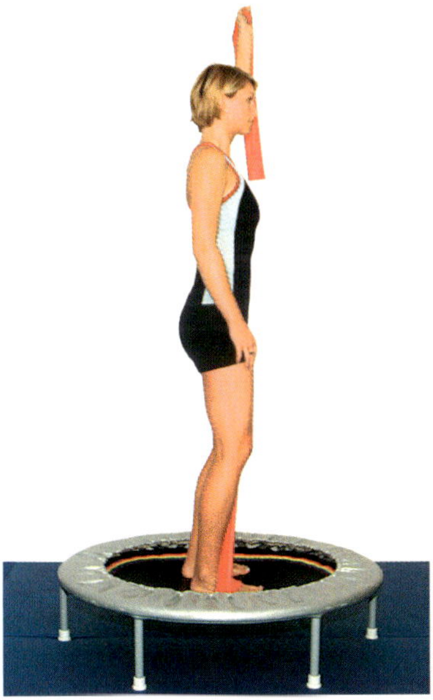

Abb. 72 a-c: Aufrichtung

Wirkung/Feedback:

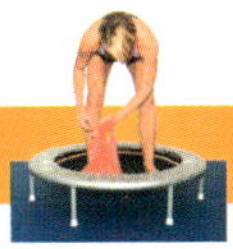

- Ganzkörperkräftigung.
- Koordination.

Übung 67: Auswärtsdrehung im Einbeinstand

Ausgangsposition:

Grundstellung; Therabandwicklung (siehe S. 66/67).

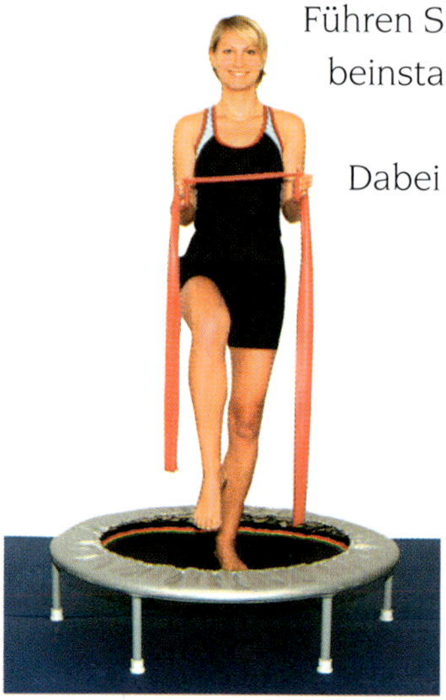

Führen Sie Übung 63 (*Auswärtsdrehung*) im Einbeinstand aus.

Dabei weiterschwingen.

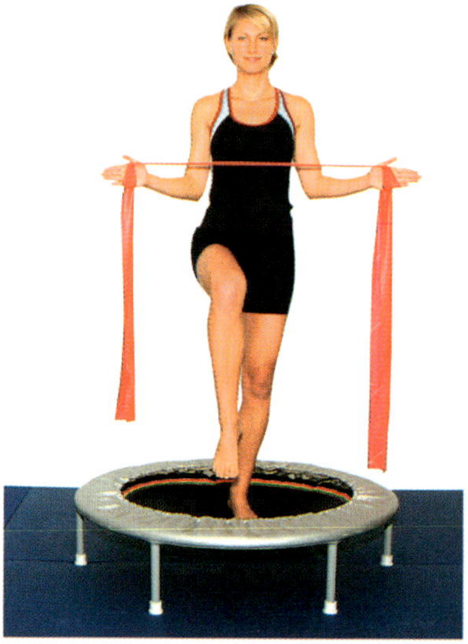

Abb. 73 a-b:
Auswärtsdrehung im Einbeinstand

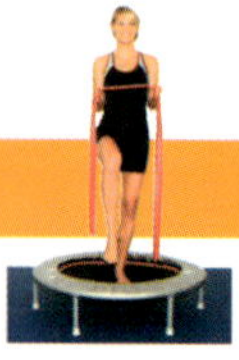

Wirkung/Feedback:

- Koordination.
- Ganzkörperkräftigung.

Übung 68: Atemübung 2

Ausgangsposition:

Grundstellung; Therabandwicklung (siehe S. 66/67).

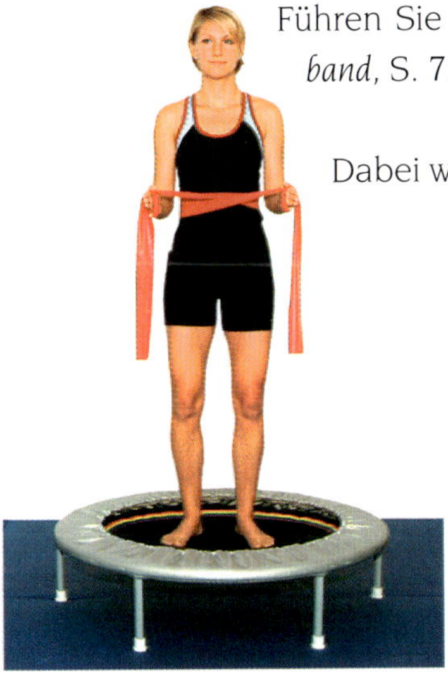

Führen Sie Übung 43 (*Atemübung 2 mit Theraband*, S. 73) auf dem Trampolin aus.

Dabei weiterschwingen.

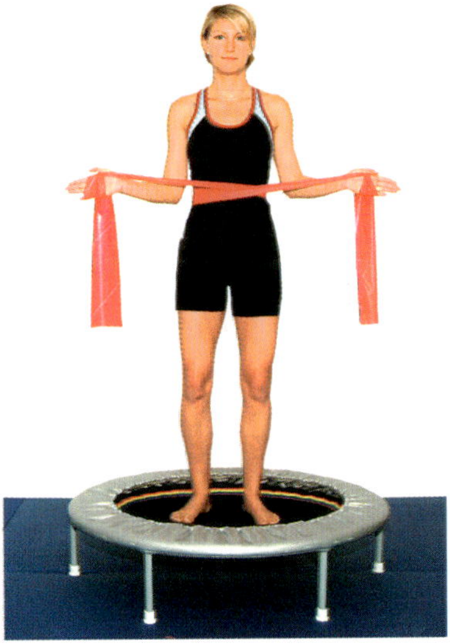

Abb. 74 a-b: Atemübung 2

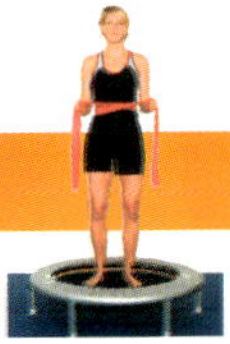

Wirkung/Feedback:

- Entspannung des Zwerchfells sowie der Hüftbeuger und Rückenstrecker.
- Koordination.

Übung 69: Laufen mit Zügel (Partnerübung)

Ausgangsposition:

Grundstellung.

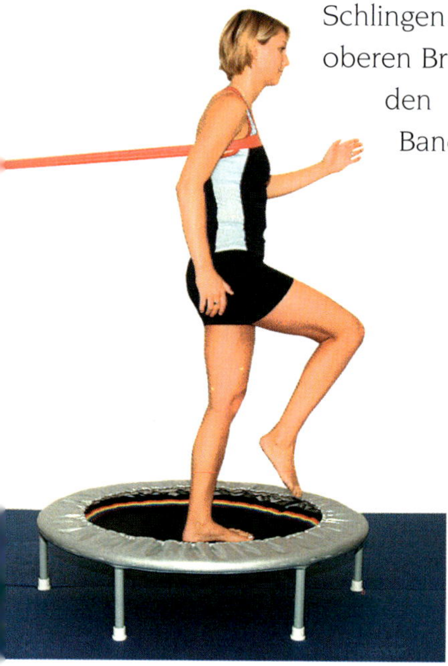

Schlingen Sie das Theraband wie einen Zügel um den oberen Brustkorb und laufen Sie auf der Stelle gegen den Widerstand des vom Partner gehaltenen Bandes.

Abb. 75: Laufen mit Zügel

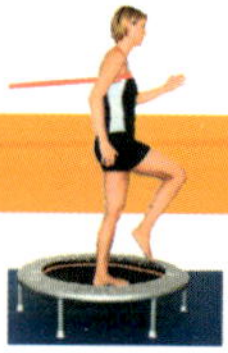

Wirkung/Feedback:

- Erleichterung der Aufrichtung.
- Koordination.
- Ausdauer.

Übung 70: Laufen mit dem Theraband

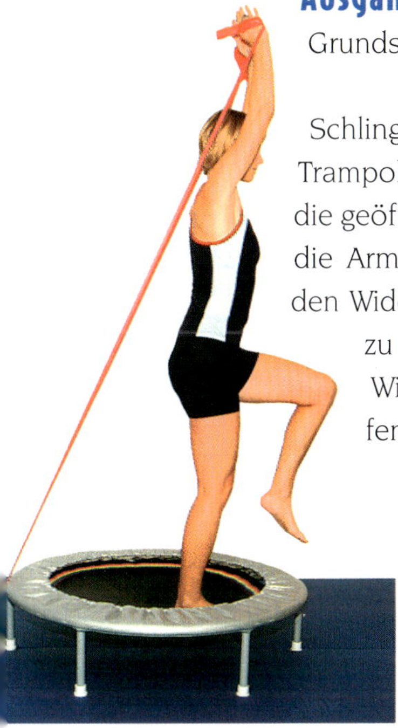

Ausgangsposition:

Grundstellung.

Schlingen Sie das Theraband um ein Bein des Trampolins und wickeln die Enden wie üblich um die geöffneten Hände (siehe S. 66/67). Heben Sie die Arme über den Kopf und federn Sie gegen den Widerstand des Bandes, um die Aufrichtung zu erarbeiten. Anschließend gegen den Widerstand des Bandes auf der Stelle laufen.

Abb. 76:
Laufen mit dem Theraband

Achtung

Nicht beide Beine gleichzeitig abheben und springen (Kippgefahr).

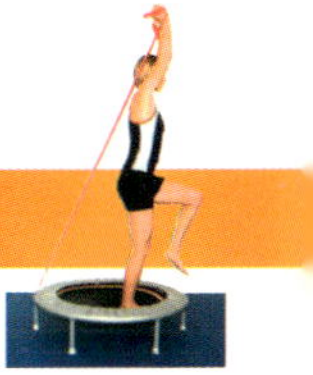

Wirkung/Feedback:

- Erleichterung der Aufrichtung und der richtigen Beckenkippung.
- Koordination.
- Ausdauer.

Übungen zur Verbesserung der Fitness – Springen auf dem Trampolin

Übung 71: Laufen auf der Stelle

Ausgangsposition:

Grundstellung.

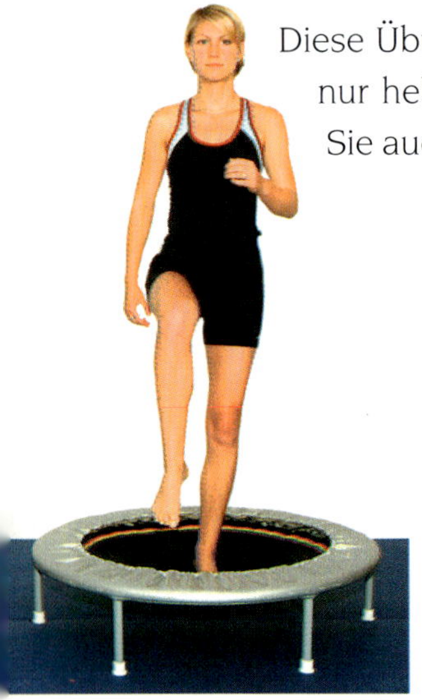

Diese Übung ist Übung 53 (*Gehen auf der Stelle*, S. 88) ähnlich, nur heben Sie diesmal die Füße beim Laufen ab. Nehmen Sie auch wieder die Arme mit.

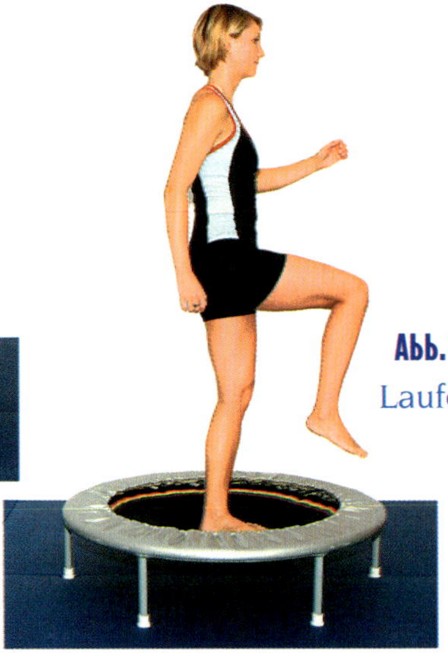

Abb. 77 a-b:
Laufen auf der Stelle

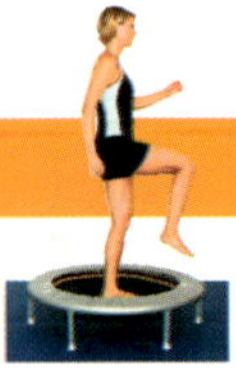

Wirkung/Feedback:

- Verbesserung der Koordination (Gleichgewicht).
- Verbesserung der Wahrnehmung (aufrechte Haltung).
- Verbesserung der Ausdauer (Kreislauftraining).

Übung 72: Einfaches Springen

Ausgangsposition:

Grundstellung, Füße stehen nebeneinander.

Beginnen Sie, gleichmäßig zu schwingen – steigern Sie dann nach und nach Ihre „Sprungkraft", bis sich die Füße von der Matte lösen und Sie richtig springen. Um das Gleichgewicht gut zu halten, stellen Sie sich beim Springen immer die Bewegung nach oben vor – „dass Sie größer werden".

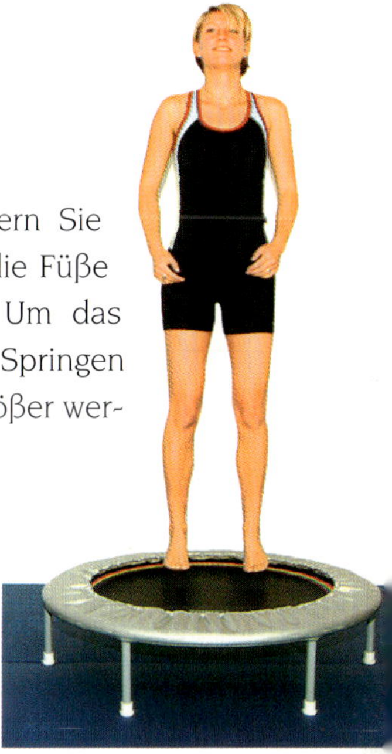

Abb. 78: Einfaches Springen

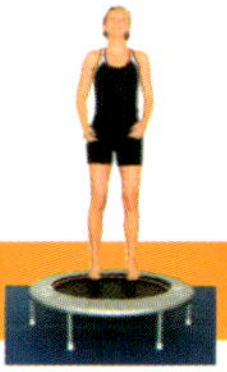

Wirkung/Feedback:

- Verbesserung der Koordination (Gleichgewicht).
- Verbesserung der Wahrnehmung (aufrechte Haltung).
- Kreislauftraining (siehe Kap. 3).

Übung 73: Grätschsprung

Ausgangsposition:

Grundstellung, Füße stehen nebeneinander.

Wechseln Sie bei jedem Sprung Ihre Fußstellung – Füße eng zusammen – Füße seitlich auseinander (Vorsicht: Nicht auf den Rand des Trampolins springen!).

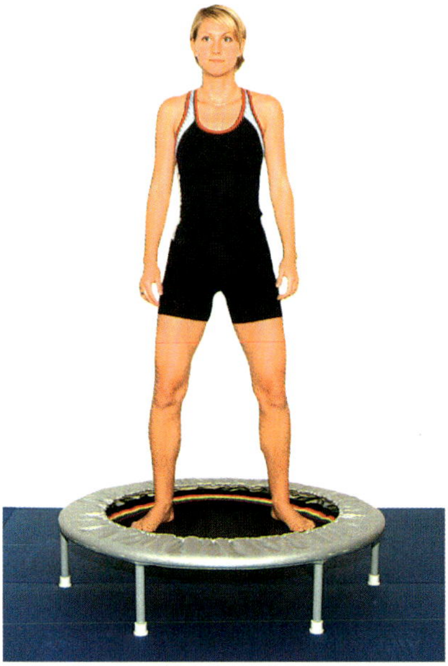

Abb. 79: Grätschsprung

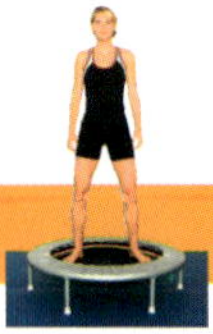

Wirkung/Feedback:

- Verbesserung des Gleichgewichts.
- Verbesserung der Wahrnehmung (aufrechte Haltung).
- Kreislauftraining (siehe Kap. 3).

Übung 74: Schritt(Wechsel)Sprung

Ausgangsposition:

Grundstellung, Füße stehen nebeneinander.

Springen Sie dann mit den Füßen in Schrittstellung – im Wechsel rechter und linker Fuß vor.

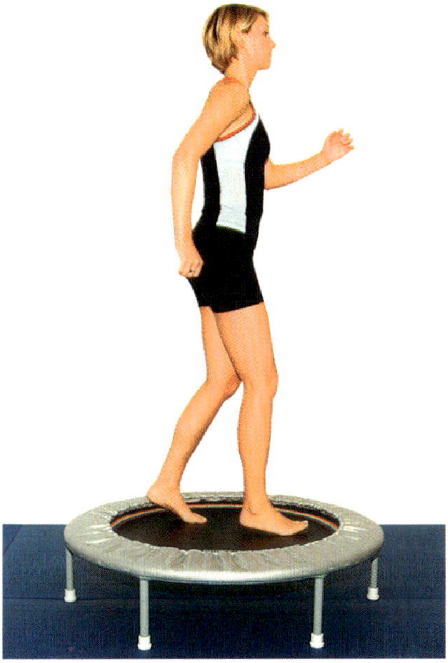

Abb. 80: Schritt(Wechsel)Sprung

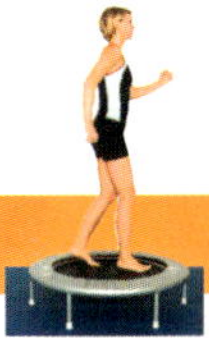

Wirkung/Feedback:

- Verbesserung des Gleichgewichts.
- Verbesserung der Wahrnehmung (aufrechte Haltung).
- Kreislauftraining (siehe Kap. 3).

Übung 75: Hampelmann

Ausgangsposition:

Grundstellung, Füße stehen nebeneinander.

Machen Sie einen Hampelmann, d. h., wenn die Beine zur Seite gespreizt werden, schlagen die Hände über dem Kopf zusammen.

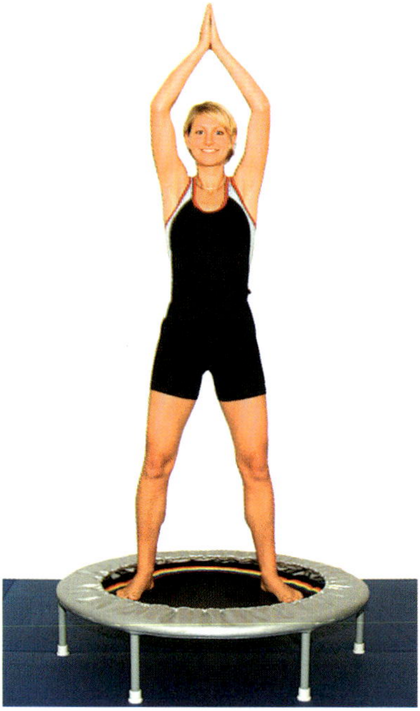

Abb. 81:
Hampelmann

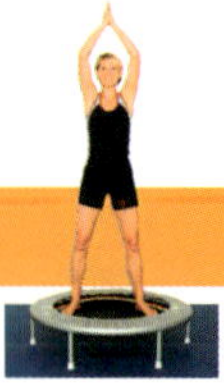

Wirkung/Feedback:

- Verbesserung des Gleichgewichts.
- Verbesserung der Wahrnehmung (aufrechte Haltung).
- Kreislauftraining (siehe Kap. 3).

Übung 76: Twist

Ausgangsposition:

Grundstellung.

Drehen Sie beim Springen Ihren Körper etwas nach links bzw. rechts wie bei der Skigymnastik.

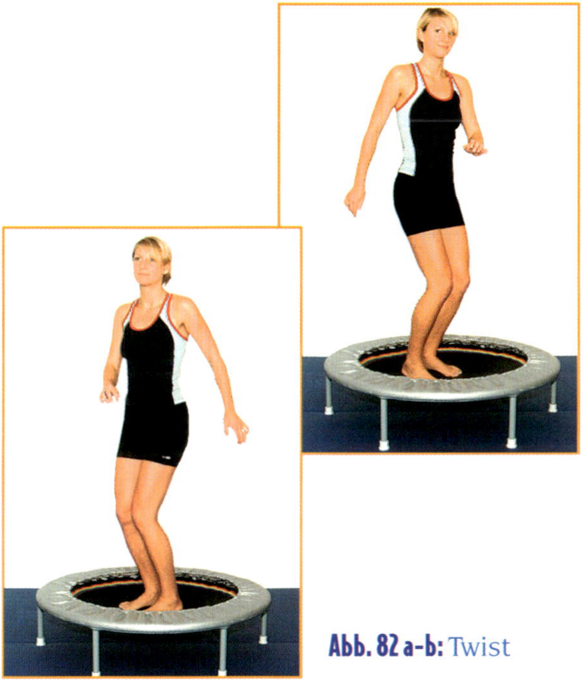

Abb. 82 a-b: Twist

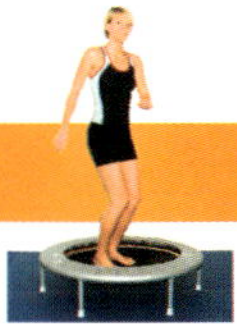

Wirkung/Feedback:

- Verbesserung des Gleichgewichts.
- Verbesserung der Wahrnehmung (aufrechte Haltung).
- Kreislauftraining (siehe Kap. 3).

Übung 77: Seilspringen

Ausgangsposition:

Grundstellung.

Springen Sie mit dem Seil ohne oder mit Zwischensprung auf dem Trampolin.

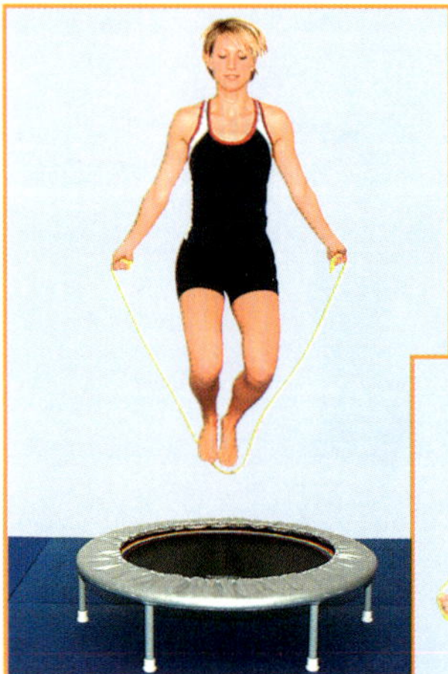

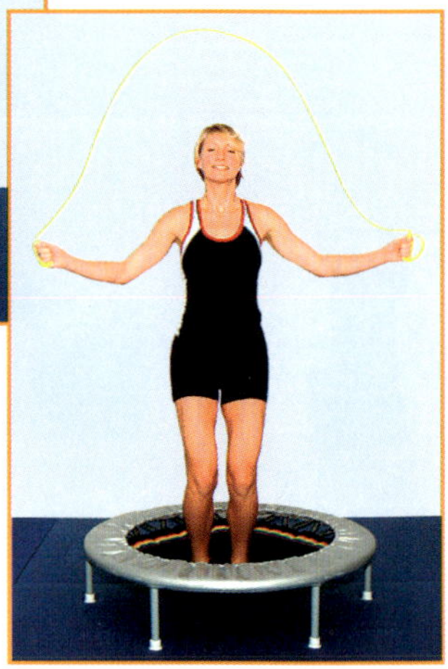

Abb. 83 a-b:
Seilspringen

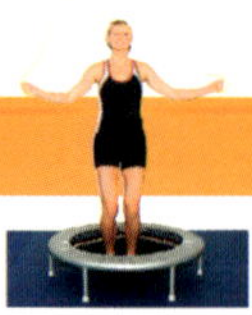

Wirkung/Feedback:

- Verbesserung der Koordination (Gleichgewicht).
- Verbesserung der Wahrnehmung (aufrechte Haltung).
- Kreislauftraining (siehe Kap. 3).

Koordinationsschulung – Übungen auf dem aerostep®

Der Vorteil des aerosteps® gegenüber ähnlichen Trainingsformen auf festem Untergrund (z. B. Seilspringen; Laufen) besteht darin, dass der Bremsweg auf dem aerostep®, einem flexiblen Zweikammerluftkissen mit Noppenoberfläche, länger ist als auf einer harten Unterlage. Dadurch werden, ähnlich wie beim Training auf dem Trampolin, Belastungsspitzen und Überbeanspruchungen des passiven und aktiven Stütz- und Bewegungssystems vermieden.

Jede Schwingung auf dem aerostep® stellt eine rhythmische, mechanische Belastung (Druck- und Zugbelastung) für das passive und aktive Bewegungssystem dar, wodurch ein gleichmäßiger Bildungsreiz für alle Gewebe generiert wird.

Die Übungssituation auf dem aerostep® ist zudem dadurch gekennzeichnet, dass der Trainierende beim Üben seinen Körperschwerpunkt innerhalb der Unterstützungsfläche ständig zentrieren muss und so ein Gefühl für seine Körperhaltung erlangt.

Der instabile Untergrund in Verbindung mit der Noppenoberfläche ermöglicht ein effektives Training des sensomotorischen Systems, insbesondere propriorezeptiver und taktiler Anteile, wie wir anhand einer eigenen Untersuchung feststellen konnten. Außerdem findet ein Training der Fußmuskulatur mit Verbesserung des Fußgewölbes statt.

Der aerostep® sollte verwendet werden, wenn ein Trampolin aus bestimmten Gründen (Platz; Gleichgewicht) nicht verwendet werden kann, da das Trampolin mehr Input und Vielseitigkeit bietet und deshalb für das Rückentraining wirkungsvoller ist.

Übung 78: Balancieren

Ausgangsposition:

Aufrechter Stand; Knie leicht gebeugt.

Versuchen Sie, Ihre aufrechte Position auf dem aerostep® auszubalancieren.

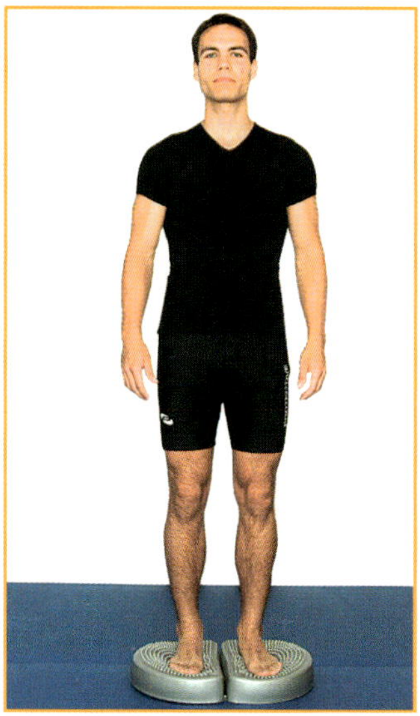

Abb. 84: Balancieren

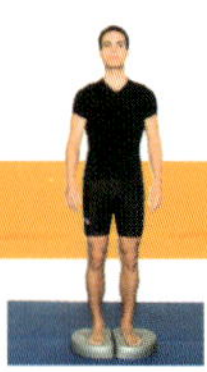

Wirkung/Feedback:

- Verbesserung der statischen Gleichgewichtsfähigkeit.
- Verbesserung des Fußgewölbes, Stabilisierung der Sprunggelenke.
- Training der kleinen Rückenmuskeln.

Übung 79: Frosch

Ausgangsposition:

Aufrechter Stand; Knie leicht gebeugt.

Führen Sie eine leichte Kniebeuge aus, wobei die Knie etwas nach außen und die Handinnenflächen nach vorn zeigen.

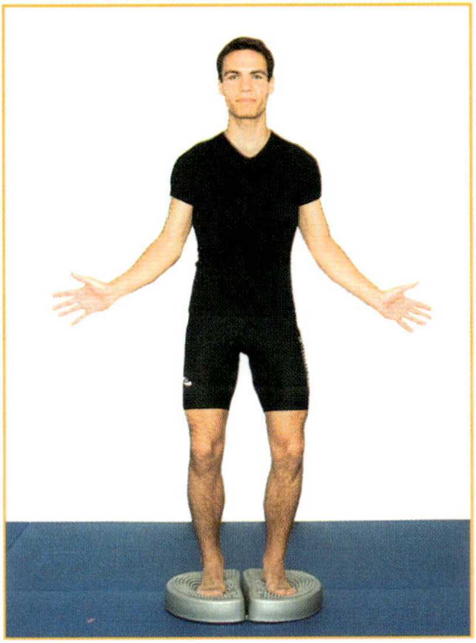

Abb. 85: Frosch

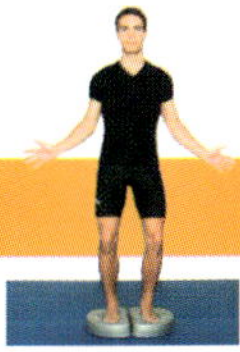

Wirkung/Feedback:

- Verbesserung der dynamischen Gleichgewichtsfähigkeit.
- Verbesserung des Fußgewölbes, Stabilisierung der Sprunggelenke.
- Training der kleinen Rückenmuskeln.

Übung 80: Gehen

Ausgangsposition:

Aufrechter Stand; Knie leicht gebeugt.

Gehen Sie auf der Stelle und setzen Sie dabei auch die Arme ein.

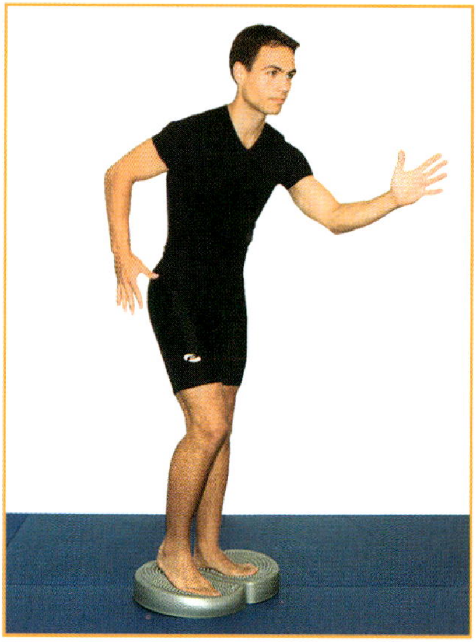

Abb. 86: Gehen

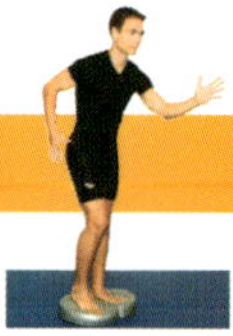

Wirkung/Feedback:

- Verbesserung der dynamischen Gleichgewichtsfähigkeit.
- Verbesserung des Fußgewölbes, Stabilisierung der Sprunggelenke.
- Training der kleinen Rückenmuskeln.

Übung 81: Kniebeuge

Ausgangsposition:

Aufrechter Stand; Knie leicht gebeugt.

Führen Sie eine leichte Kniebeuge aus, wobei die Knie etwas nach außen zeigen und die Hände im Nacken verschränkt sind.

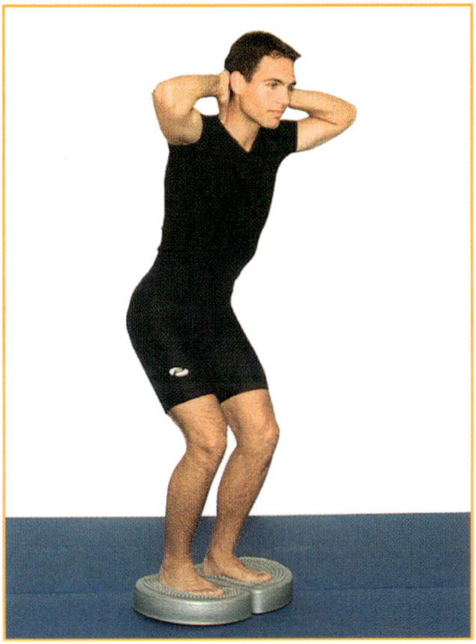

Abb. 87: Kniebeuge

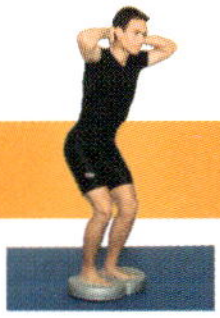

Wirkung/Feedback:

- Verbesserung der dynamischen Gleichgewichtsfähigkeit.
- Verbesserung des Fußgewölbes, Stabilisierung der Sprunggelenke.
- Training der kleinen Rückenmuskeln.

Übung 82: Flieger

Ausgangsposition:

Aufrechter Stand; Knie leicht gebeugt; Hände sind in Seithalte.

Begeben Sie sich in den Einbeinstand und wechseln Sie das Standbein.

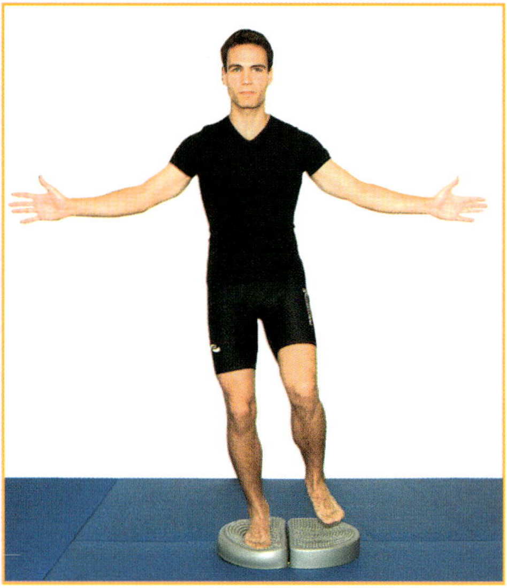

Abb. 88: Flieger

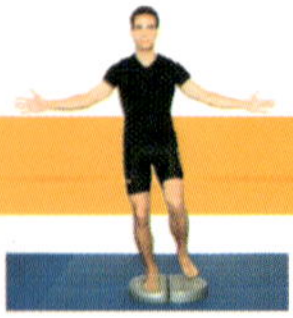

Wirkung/Feedback:

- Verbesserung der dynamischen Gleichgewichtsfähigkeit.
- Verbesserung des Fußgewölbes, Stabilisierung der Sprunggelenke.
- Training der kleinen Rückenmuskeln.

Übung 83: Laufen über den aerostep®

Ausgangsposition:

Aufrechter Stand; Knie leicht gebeugt.

Laufen Sie über den aerostep®, indem Sie einen Schritt darauf und einen heruntermachen.
Nach dem Umdrehen zurück.

Übungsdauer: 3-5 min.

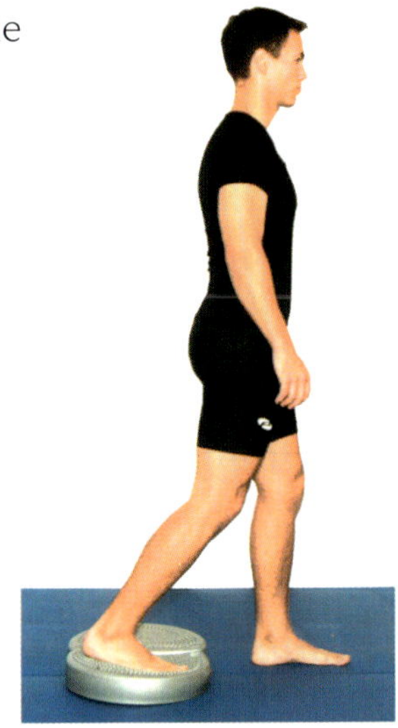

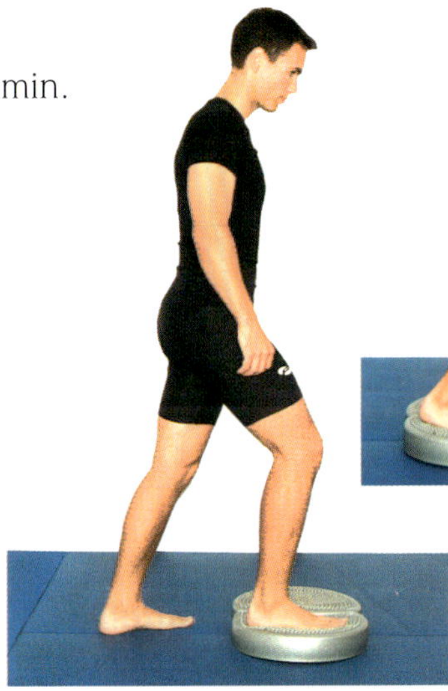

Abb. 89a-b:
Laufen über den aerostep®

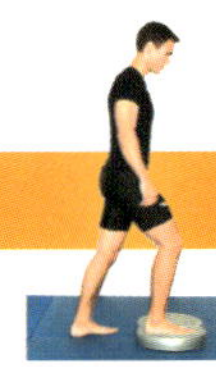

Wirkung/Feedback:

- Verbesserung der Koordination beim Gehen auf unebenen Flächen (Sturzprävention).
- Stabilisierung des Fußgewölbes und der Sprunggelenke.
- Training der kleinen Rückenmuskeln.

Übung 84: Steppen

Ausgangsposition:

Aufrechter Stand; Knie leicht gebeugt.

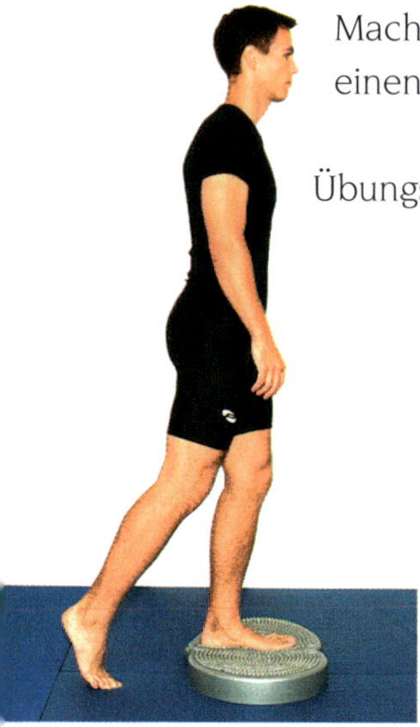

Machen Sie immer einen Schritt auf den aerostep® und einen herunter. Wechseln Sie dabei jedes Mal die Füße.

Übungsdauer: 3-5 min.

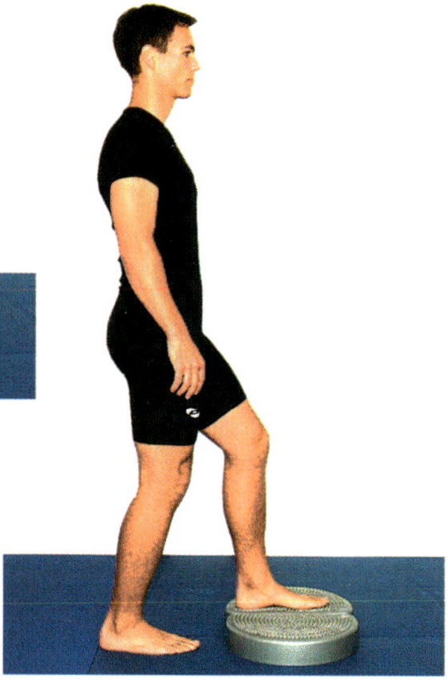

Abb. 90a-b: Steppen

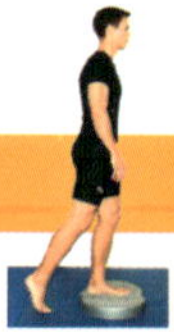

Wirkung/Feedback:

- Verbesserung der Koordination beim Gehen auf unebenen Flächen (Sturzprävention).
- Stabilisierung des Fußgewölbes und der Sprunggelenke.
- Training der kleinen Rückenstrecker.

Übung 85: Therabandübungen auf dem aerostep®

Alle Therabandübungen sind auch auf dem aerostep® ausführbar.

Ausgangsposition:

Aufrechter Stand; Knie leicht gebeugt.

Führen Sie die Übungen Nr. 38, 39, 40 und 42 auf dem aerostep® aus, wenn möglich, auch im Einbeinstand.

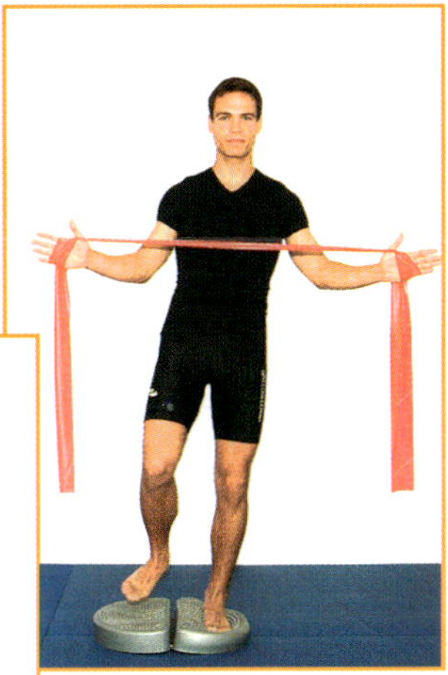

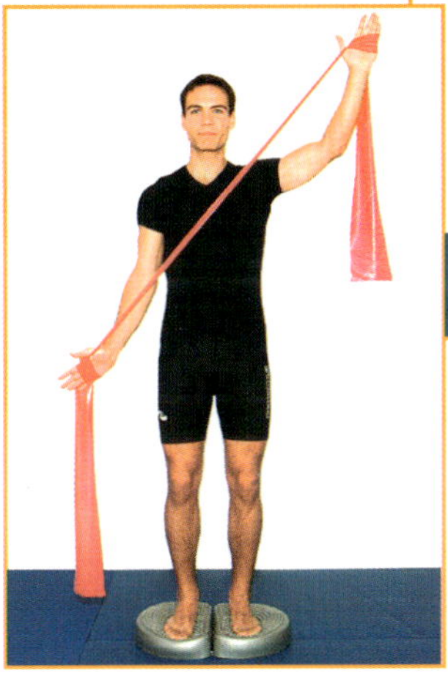

Abb. 91a-b:
Therabandübungen auf dem aerostep®

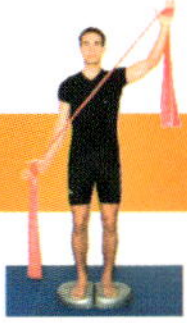

Wirkung/Feedback:

- Kräftigung der aufrichtenden Muskulatur.
- Kräftigung der unteren Schulterblattfixatoren.
- Aufrechter, lockerer Stand.
- Koordination.

Koordinationsschulung – Übungen auf dem Gymnastikball

Gymnastikball

In den letzten 10 Jahren wurde der Gymnastikball (Synonyme: Pezziball, Physioball) in zunehmendem Maße als Trainingsgerät oder Sitzgelegenheit entdeckt und verwendet.

!

Drei Vorteile verbinden sich mit diesem Übungsgerät:

- Das Körpergewicht verteilt sich auf eine große Unterstützungsfläche, wodurch der Übende trotz der runden Form des Balls relativ sicher sitzt.
- Die aufrechte Körperhaltung im Sitzen mit richtiger Beckenkippung wird erleichtert.
- Dem Übenden werden ständig Gleichgewichtsreaktionen abverlangt, die besonders die Koordination der Rumpfmuskeln trainieren.

Nicht zu vergessen:
Der Gymnastikball ist ein preiswertes und praktikables Trainingsgerät, welches für jedermann, ob Jung oder Alt, unabhängig vom Leistungsstand, geeignet ist.

!

Folgende Übungshinweise sollten Sie beachten:

1. Wählen Sie eine Ihrer Körpergröße entsprechende Ballgröße.

Tab. 3: Ballgrößen

KÖRPERGRÖßE	BALLDURCHMESSER
Bis ca. 1,35 m	45 cm
Bis ca. 1,55 m	55 cm
Bis ca. 1,80 m	65 cm
Über 1,80 m	75 cm

2. Pumpen Sie den Ball gut auf, damit er seine Rolleigenschaft behält. (Bei Neuerwerb nicht sofort auf die maximale Größe aufpumpen, da wegen der Elastizität des Materials bei plötzlicher Dehnbelastung die Gefahr des vorzeitigen Verschleißes besteht.)
3. Wenn Sie den Ball als (zeitweilige) Sitzgelegenheit verwenden wollen, pumpen Sie ihn nicht ganz so stark auf. Er bietet dann mehr Sicherheit. (Alternative: Verwenden Sie eine Ballschale, um das Wegrollen zu verhindern. Das dynamische Sitzen wird trotzdem gewährleistet.)
4. Vermeiden Sie glatte (z. B. Parkett) und harte (z. B. Stein) Böden (Sturzgefahr!)
5. Tragen Sie rutschsichere Fußbekleidung oder trainieren Sie barfuß.
6. Da die richtige Übungsausführung sehr wichtig ist, kontrollieren Sie sich durch ein Training vor dem Spiegel oder mit einem Partner.

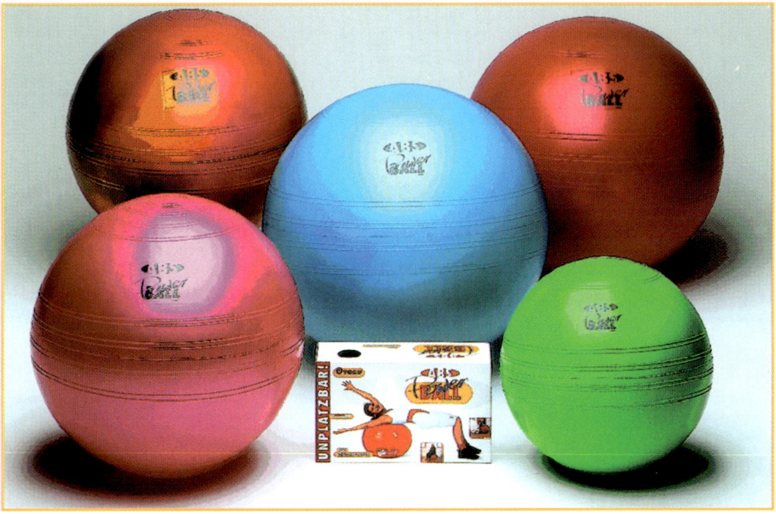

Abb. 92: Gymnastikball (Togu)

Übung 86: Federn

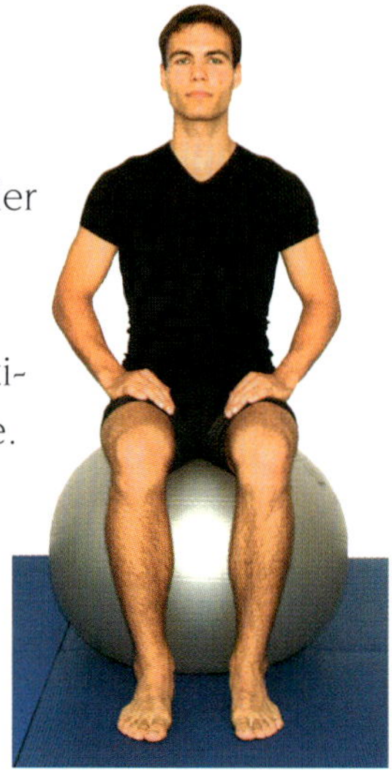

Ausgangsposition:

Aufrechter Sitz; Füße hüftbreit auseinander (siehe Kap. 2.1).

Federn (hopsen) Sie auf dem Ball bei stetiger Vergrößerung der Bewegungsamplitude.

Variante:

Veränderung der Fußstellung:

a) Schrittstellung.

b) Öffnen und Schließen der Beine.

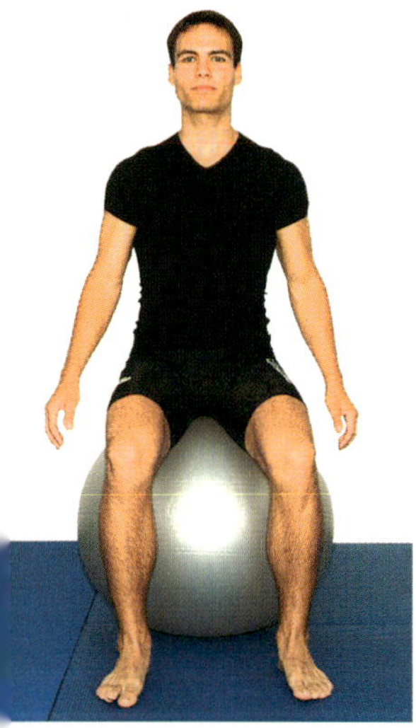

Variante a)

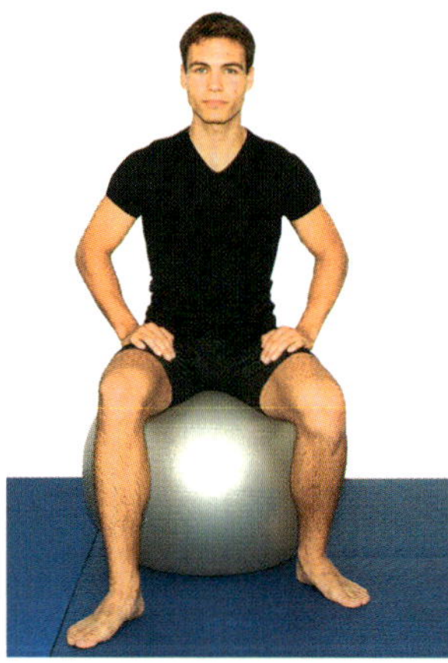

Variante b)

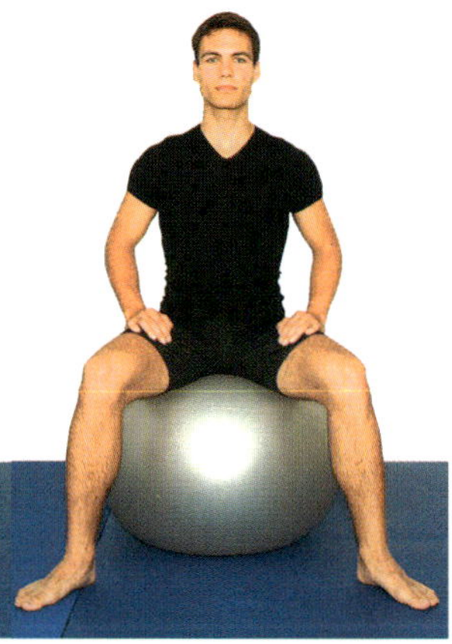

Abb. 93 a-d: Federn

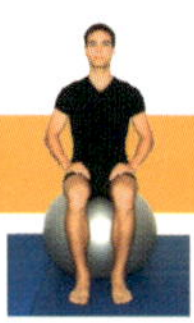

Wirkung/Feedback:

- Verbesserung der aufrechten Haltung.
- Training der kleinen Rückenmuskeln (Stabilisierungssystem).

Übung 87: Das Fuß heben

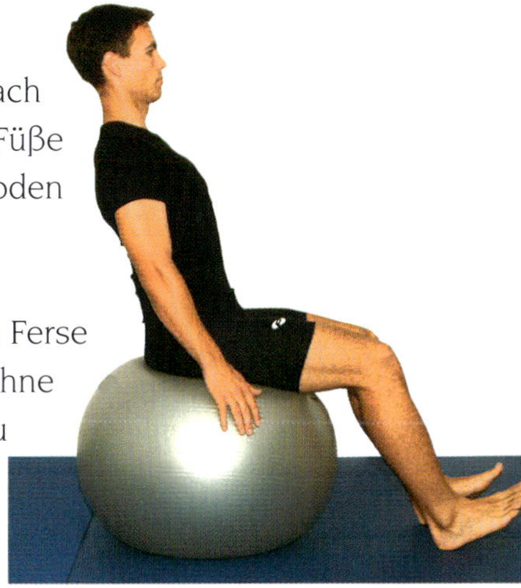

Ausgangsposition:

Aufrechter Sitz; Oberkörper leicht nach hinten geneigt (Keinen Rundrücken!); Füße hüftbreit auseinander, sie berühren den Boden nur mit der Ferse.

Heben Sie im Wechsel die rechte und linke Ferse ein paar Zentimeter vom Boden ab, ohne dabei die Haltung des Oberkörpers zu verändern.

Variante:

Strecken Sie im Wechsel das rechte und linke Kniegelenk.

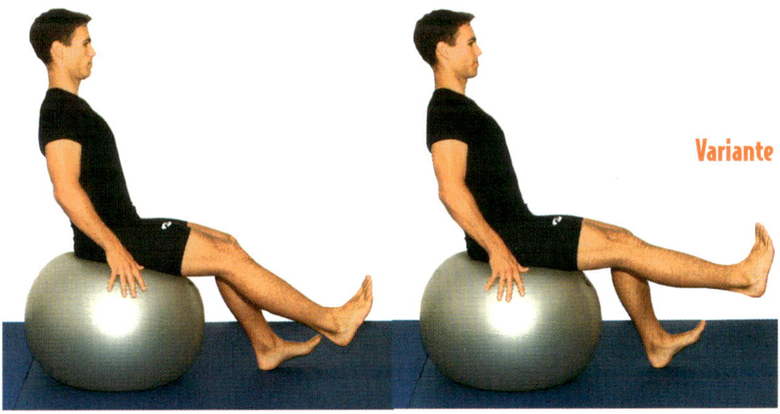

Abb. 94 a-c: Das Fuß heben

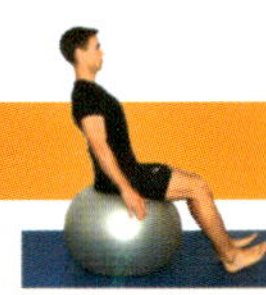

Wirkung/Feedback:

- Aktivierung der Bauchmuskulatur.
- Koordination.

Übung 88: Seitneige

Ausgangsposition:

Aufrechter Sitz; Füße hüftbreit auseinander (siehe Kap. 2.1).

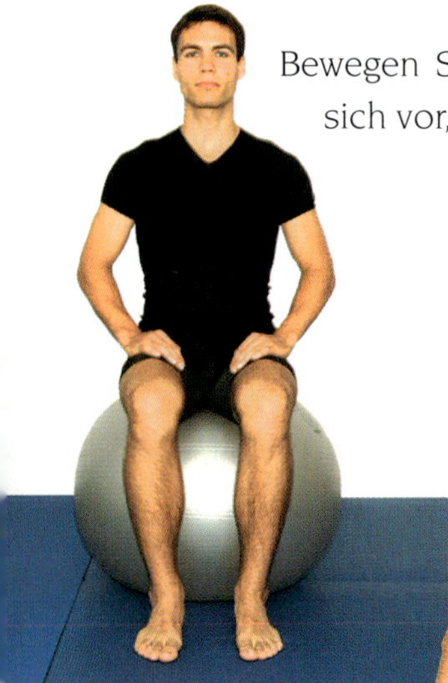

Bewegen Sie das Becken nach links und rechts (stellen Sie sich vor, Sie würden „Hula-Hula" tanzen).

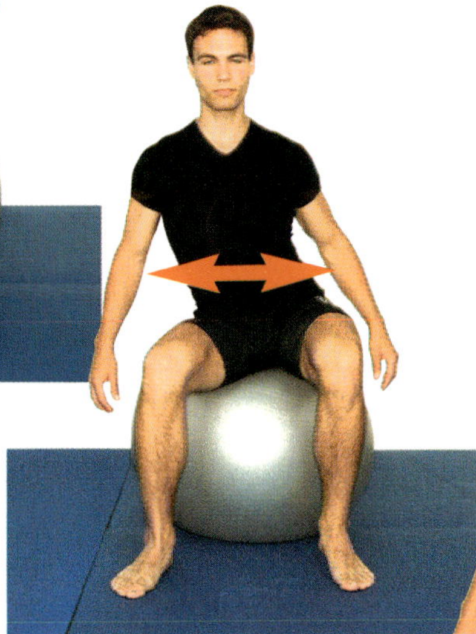

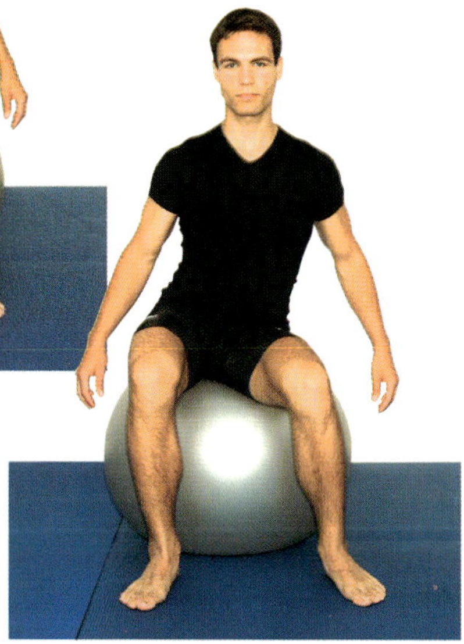

Abb. 95 a-c: Seitneige

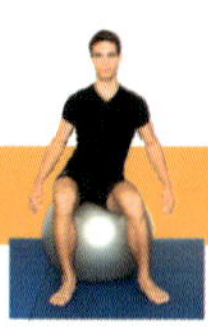

Wirkung/Feedback:

- Koordination.

Übung 89: Seitneige mit Hochhalte der Arme

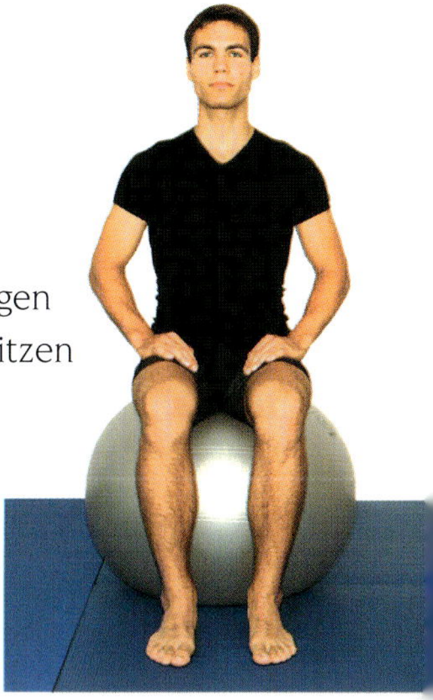

Ausgangsposition:

Aufrechter Sitz; Füße hüftbreit auseinander.

Legen Sie die Handflächen gegeneinander und bringen Sie die Arme in Hochhalte, sodass die Fingerspitzen nach oben zeigen (siehe Kap. 2.1).

Bewegen Sie das Becken nach links und rechts (stellen Sie sich vor, Sie würden „Hula-Hula" tanzen).

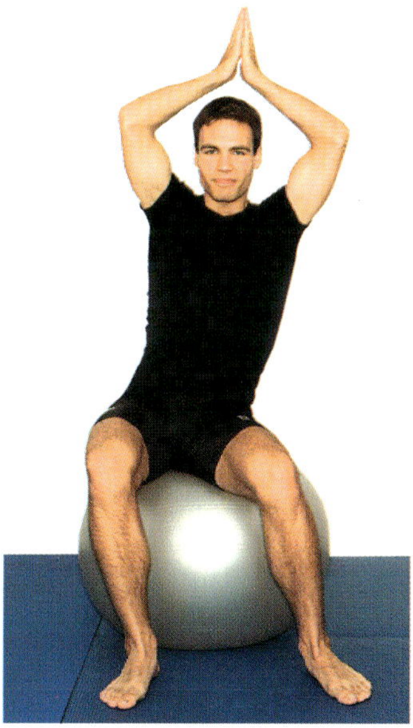

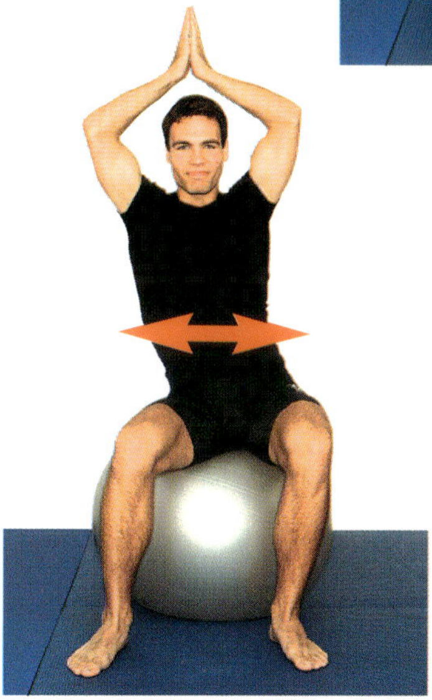

Abb. 96 a-c: Seitneige mit Hochhalte der Arme

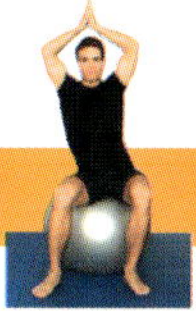

Wirkung/Feedback:

- Koordination.

Übung 90: Vor-/Rückrollen

Ausgangsposition:

Aufrechter Sitz; Füße hüftbreit auseinander (siehe Kap. 2.1).

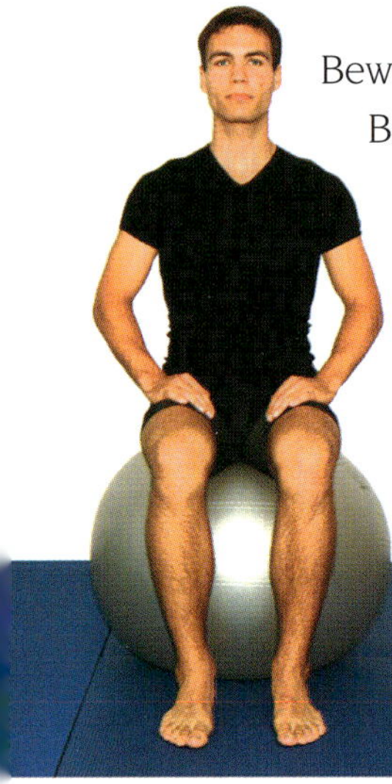

Bewegen Sie das Becken vor und zurück, bewegen Sie den Ball dabei nach vorn und hinten.

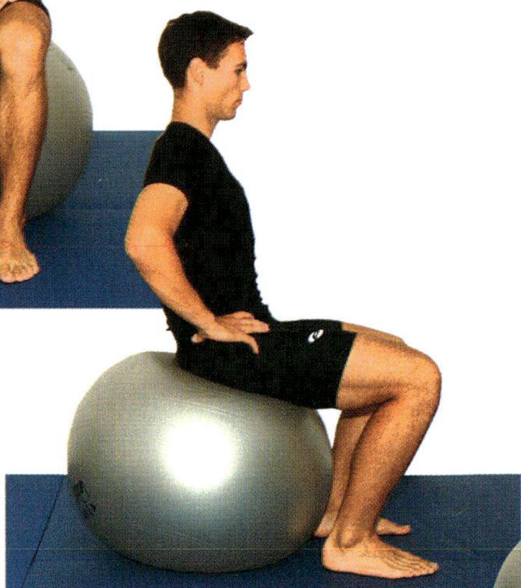

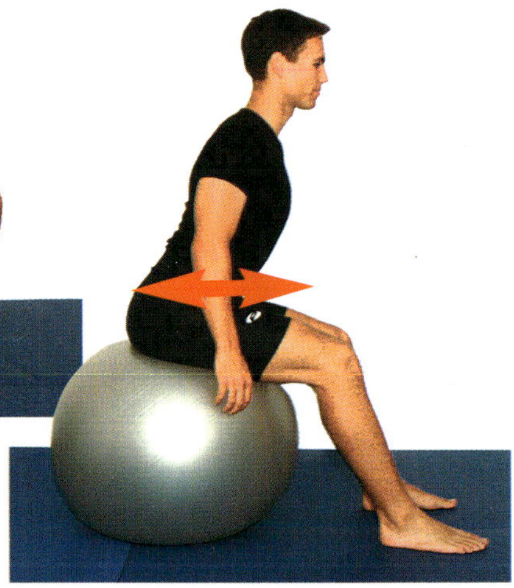

Abb. 97a-c:
Vor-/Rückrollen

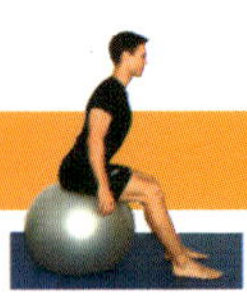

Wirkung/Feedback:

- Koordination.

Übung 91: Kreis

Ausgangsposition:

Aufrechter Sitz; Füße hüftbreit auseinander (siehe Kap. 2.1).

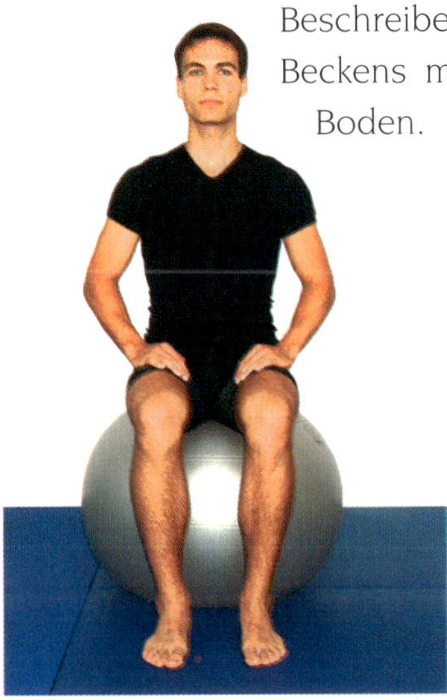

Beschreiben Sie durch die Bewegung des Beckens mit dem Ball einen Kreis auf dem Boden.

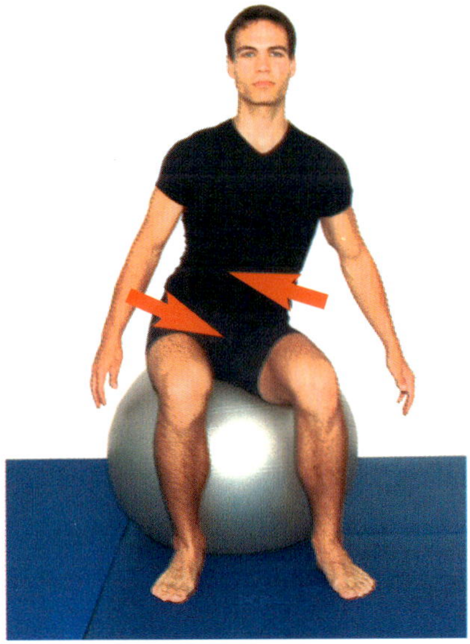

Abb. 98 a-b: Kreis

Wirkung/Feedback:

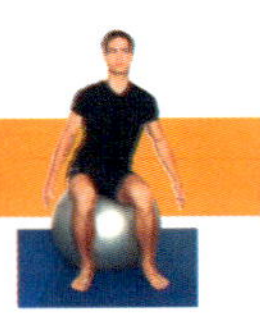

- Koordination.

Übung 92: Acht

Ausgangsposition:

Aufrechter Sitz; Füße hüftbreit auseinander (siehe Kap. 2.1).

Beschreiben Sie durch die Bewegung des Beckens mit dem Ball eine Acht auf dem Boden.

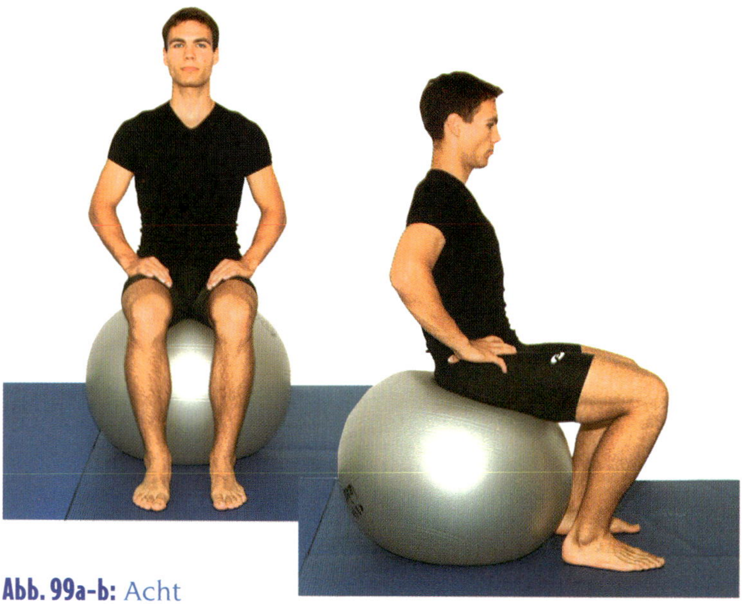

Abb. 99a-b: Acht

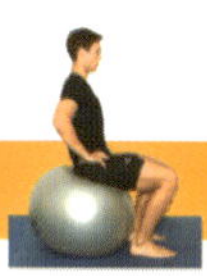

Wirkung/Feedback:

- Koordination.

Übung 93: Schaukel auf dem Ball

Ausgangsposition:

Bauchlage auf dem Ball. Die Hände und Füße haben in Ballbreite Bodenkontakt; Blickrichtung nach unten, Kopf in Verlängerung der Wirbelsäule leicht angehoben.

Gewichtsverlagerung nach vorn, sodass sich die Nase dem Fußboden annähert und die Füße den Bodenkontakt verlieren. Gewichtsverlagerung nach hinten, sodass die Füße wieder Bodenkontakt haben und die Hände diesen verlieren.

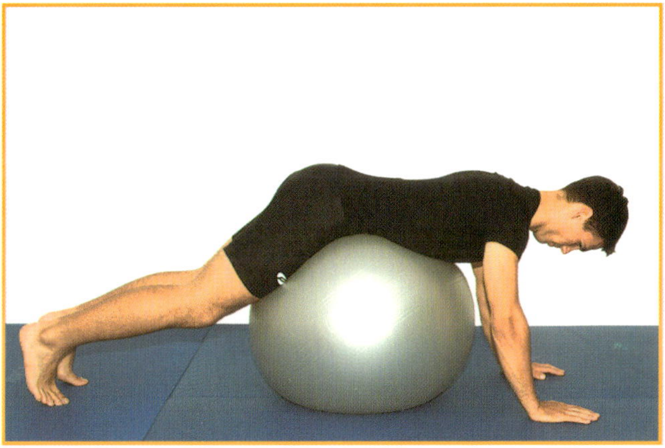

Variante 1:

Gewichtsverlagerung nach rechts, sodass die rechte Hand und der rechte Fuß stützen müssen und die linke Hand und der linke Fuß keinen Bodenkontakt haben. So pendeln Sie gleichmäßig nach links und rechts.

Variante 2:

Verlagern Sie Ihr Gewicht jeweils nur auf eine Hand oder einen Fuß.

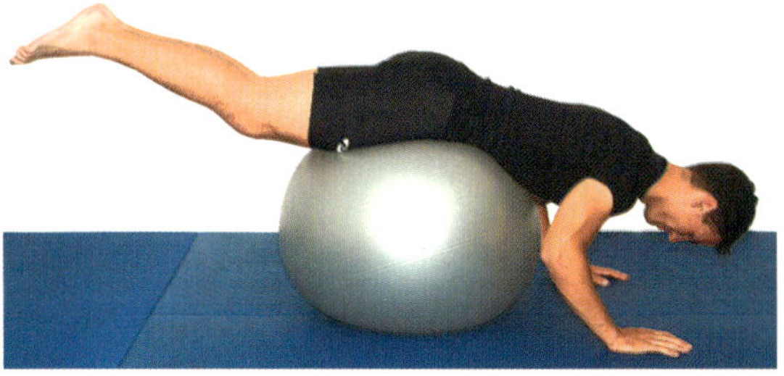

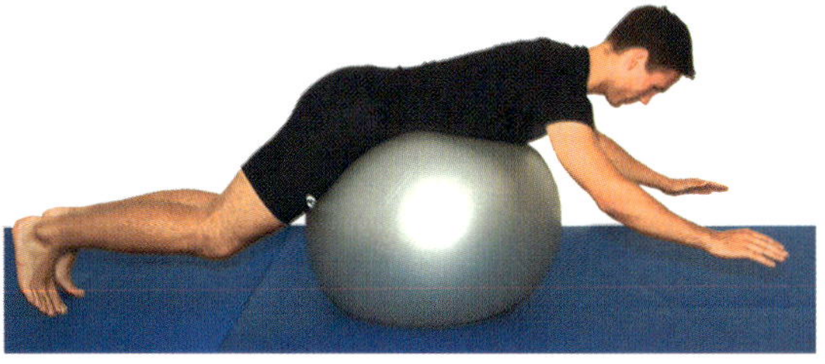

Variante 2

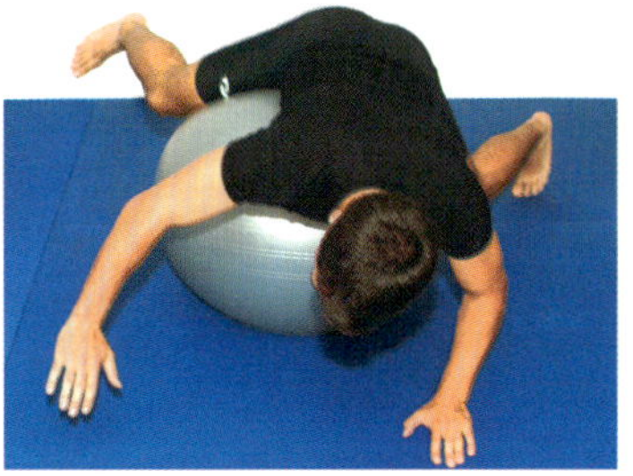

Variante 1

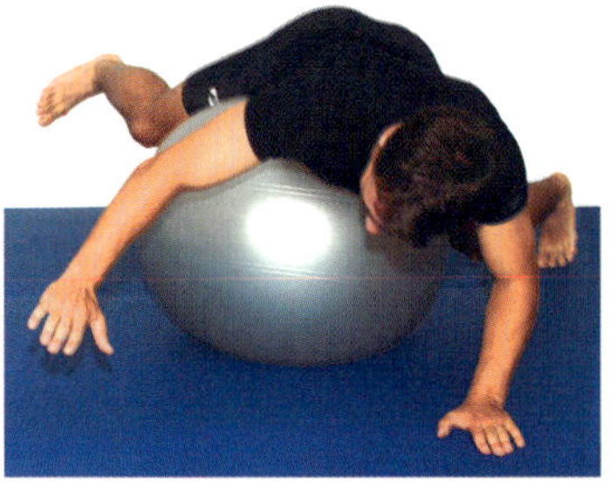

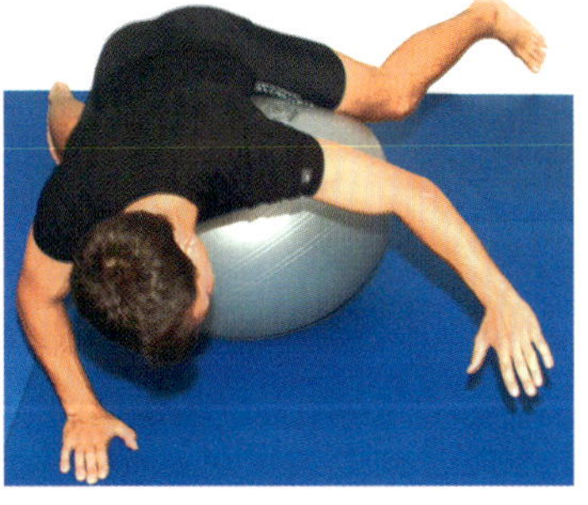

Abb. 100 a-f:
Schaukel auf dem Ball

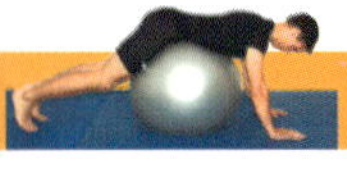

Wirkung/Feedback:

- Koordination.
- Aktivierung der Rückenmuskulatur.

Übung 94: Diagonale auf dem Ball

Ausgangsposition:

Rückenlage. Die Fersen stützen auf der Mitte des Balls. Die Hände liegen seitlich neben dem Rumpf.

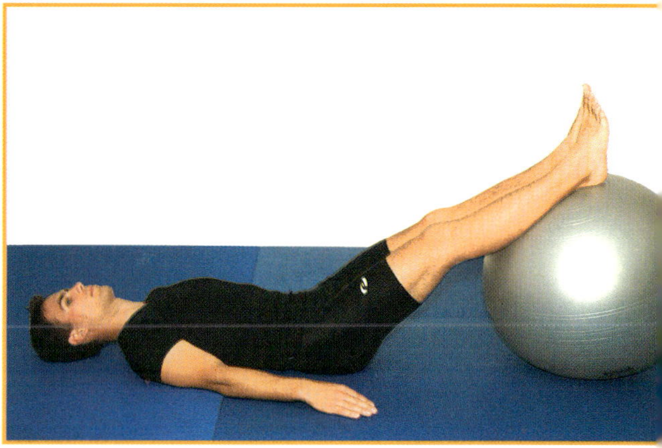

Den Rumpf anheben, sodass Sie vom Kopf bis zu den Zehen eine Linie bilden.

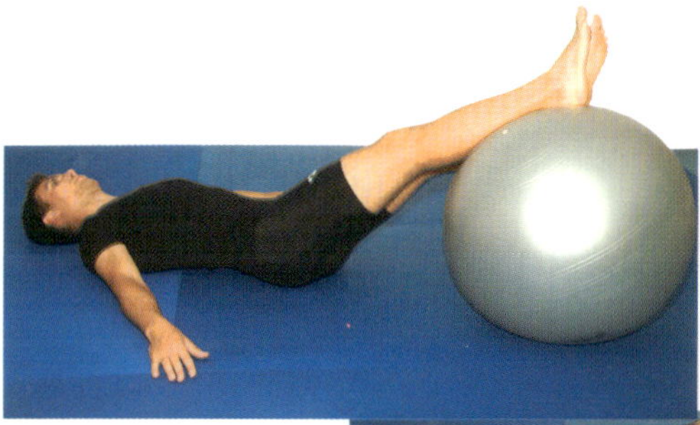

Bewegen Sie nun die Beine und den Ball so weit wie möglich nach rechts und links.

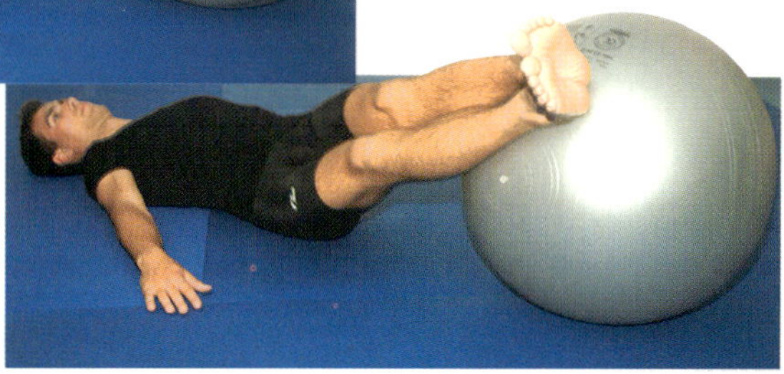

Abb. 101 a-c:
Diagonale auf dem Ball

Wirkung/Feedback:

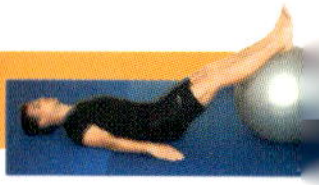

- Koordination.
- Aktivierung der Rückenmuskulatur.

Übung 95: Anhocken

Ausgangsposition:

Rückenlage. Die Fersen stützen auf der Mitte des Balls. Die Hände liegen seitlich neben dem Rumpf.

Beugen und Strecken der Beine im Kniegelenk, sodass der Ball zum Körper hin- bzw. wegbewegt wird.

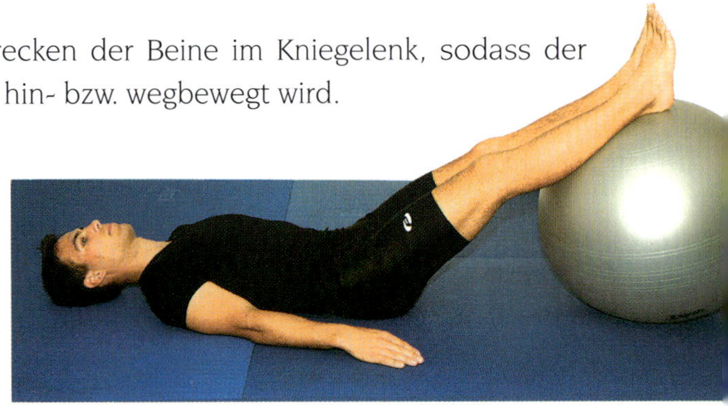

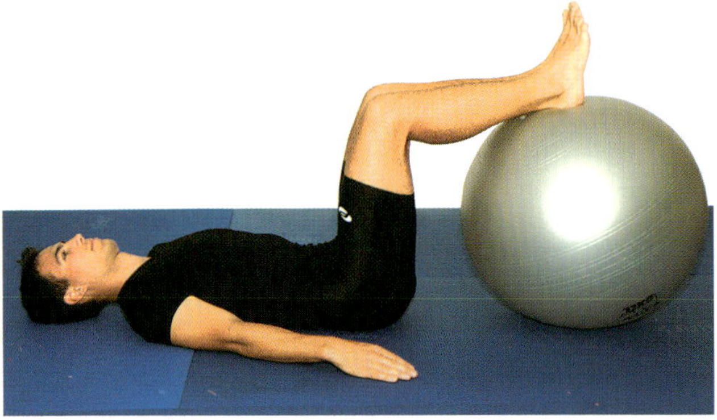

Abb. 102 a-b: Anhocken

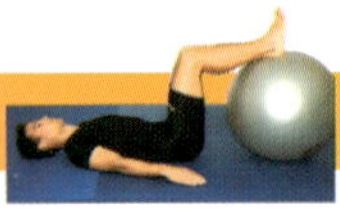

Wirkung/Feedback:

- Koordination.
- Aktivierung der Rückenmuskulatur.

Übung 96: Rollen über den Ball

Ausgangsposition:

Bauchlage auf dem Ball, Hände und Füße berühren den Boden.

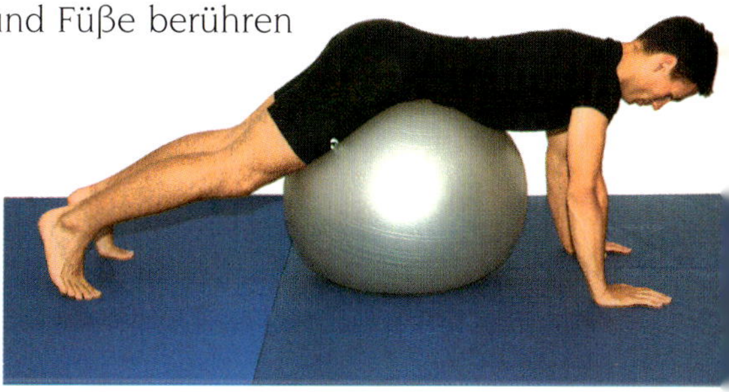

Rollen Sie nun mit den Händen vorwärts (die Füße heben vom Boden ab), bis Sie den Ball unter Ihre Hüfte oder Ihren Oberschenkel gerollt haben. Anschließend wieder zurückrollen. Achten Sie auf eine gute Körperspannung (nicht „durchhängen" lassen).

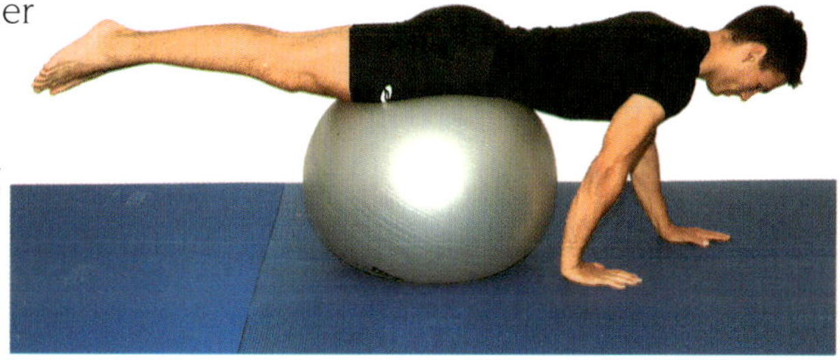

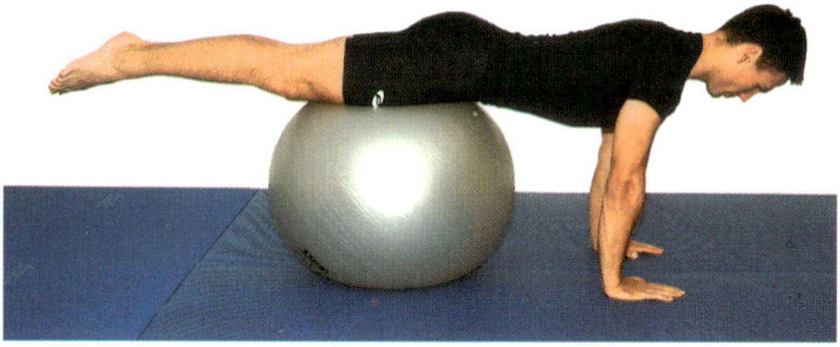

Abb. 103 a-c: Rollen über den Ball

Wirkung/Feedback:

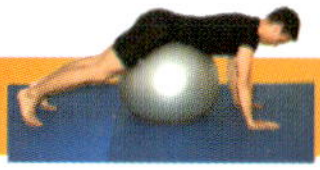

- Ganzkörperkräftigung.
- Koordination.

Übung 97: Beine anziehen

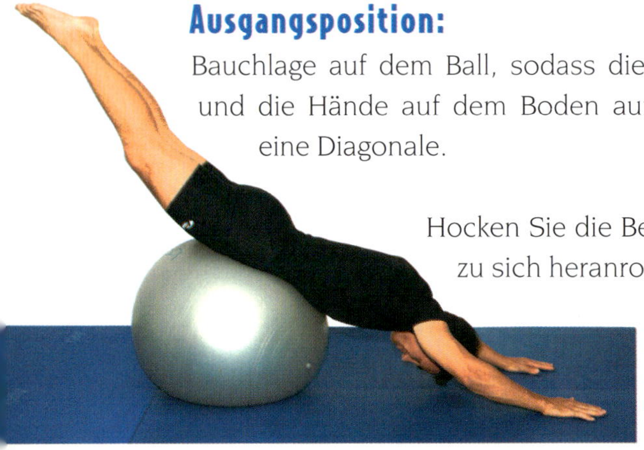

Ausgangsposition:

Bauchlage auf dem Ball, sodass dieser unter Ihrer Hüfte liegt und die Hände auf dem Boden aufsetzen. Der Körper bildet eine Diagonale.

Hocken Sie die Beine an, indem Sie den Ball zu sich heranrollen.

Anschließend wieder zurückrollen.

Hinweis

Schwierige Übung, Sturzgefahr!

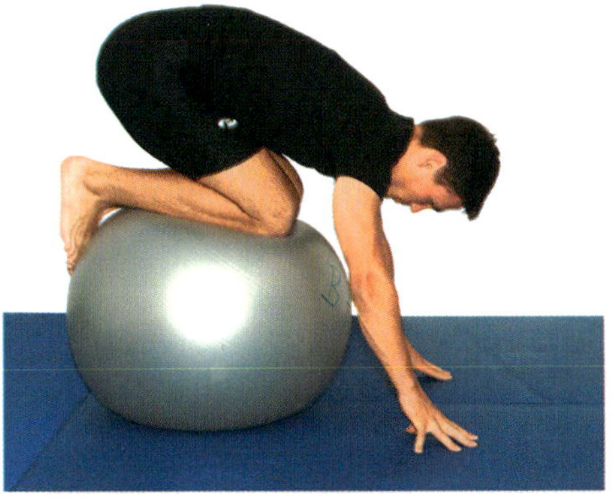

Abb. 104 a-b:
Rollen über den Ball

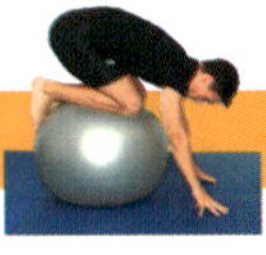

Wirkung/Feedback:

- Ganzkörperkräftigung.
- Koordination.

Übung 98: Liegestütz

Ausgangsposition:

Bauchlage auf dem Ball, die Hände setzen auf dem Boden auf.

Führen Sie einen Liegestütz aus, indem Sie sich mit gestrecktem Körper nach vorn neigen. Je weiter Sie auf dem Ball nach vorn rollen, d. h., je weiter hinten Ihr Körper aufliegt, umso schwerer wird die Übung.

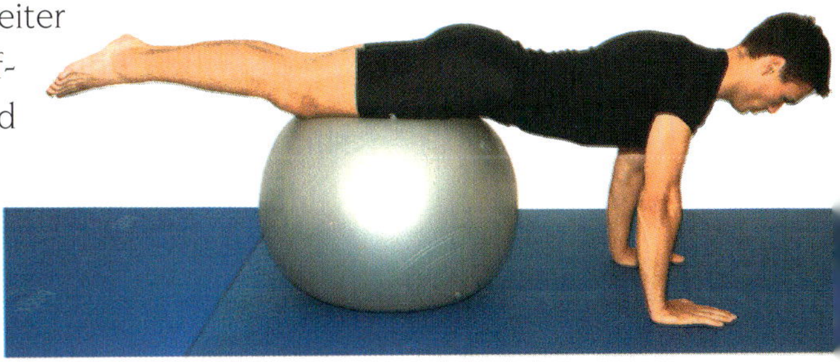

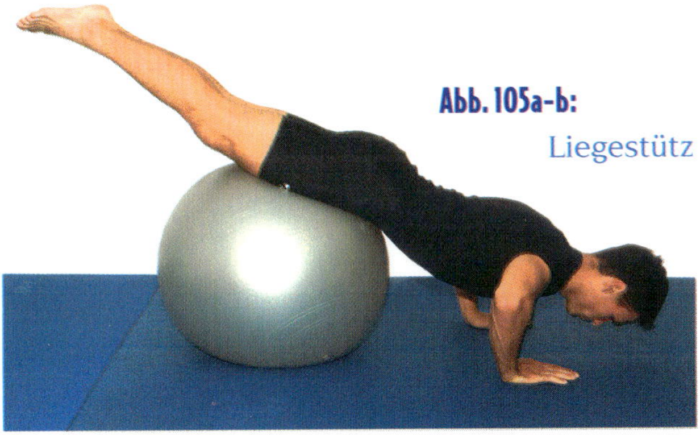

Abb. 105a-b:
Liegestütz

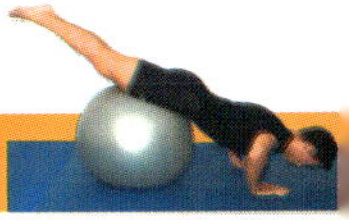

Wirkung/Feedback:

- Kräftigung der unteren Schulterblattmuskulatur.
- Koordination.

Übung 99: Balance halten

Ausgangsposition:

Aufrechter Sitz auf dem Ball.

Heben Sie die Füße leicht vom Boden ab und versuchen Sie, allein durch die Verlagerung Ihres Körpergewichts, so lange wie möglich auf dem Ball die Balance zu halten. Mit Partner und einem zweiten Ball kann man diese Übung als Wettbewerb durchführen.

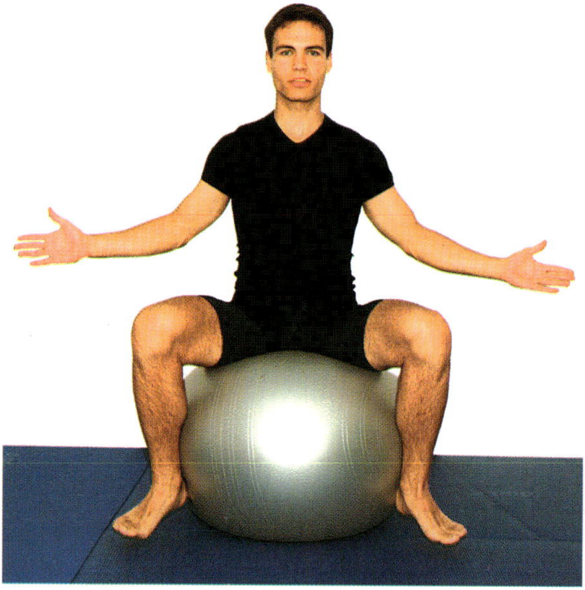

Abb. 106:
Balance halten

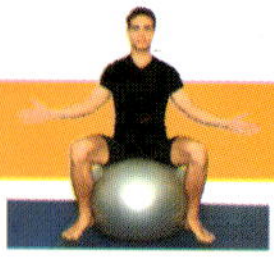

Wirkung/Feedback:

- Ganzkörperkräftigung.
- Koordination.

Koordinationstraining im Freien

Koordination als eine Fähigkeit, auf unerwartete Anforderungen mit größtmöglicher Sicherheit und Souveränität reagieren zu können, lässt sich auf ganz verschiedene Weise trainieren. Geräte wie der aerostep® und das Trampolin wurden bereits vorgestellt und eignen sich vorzüglich für das Koordinationstraining. Aber wie sieht es mit der Meisterung von Schwierigkeiten in der natürlichen Umgebung aus?

Wir wollen Sie mit einer kleinen Bilderserie dazu ermutigen, Balance und Gleichgewicht dort zu üben, wo diese Fähigkeiten gebraucht werden: in der Natur. Oder wenn diese nicht verfügbar ist, auf eigens dafür geschaffenem Gelände – auf Kinderspielplätzen.

- Balancieren Sie auf Balken und über Kettenbrücken (Abb. 107; 108).
- Scheuen Sie sich nicht, über Seile zu klettern (Abb. 110).
- Gönnen Sie sich den Spaß zu schaukeln (Abb. 109).
- Lassen Sie sich nicht von Schildern wie: „Nur für Kinder bis 14 Jahre" abschrecken (einzige Ausnahme: zu hohes Körpergewicht).
- Trauen Sie sich zu, über Baumstämme zu laufen oder Schrägen (schiefe Ebenen) zu überwinden (Abb. 110).
- Entdecken Sie die Freude an der Bewegung und den Spaß an der Beherrschung Ihres eigenen Körpers neu.
- Erhalten Sie sich auf diese Weise Ihre Koordination, um lieb gewordene Sportarten wie Skifahren oder Inlineskaten bis ins hohe Alter sicher durchführen zu können (Abb. 111).

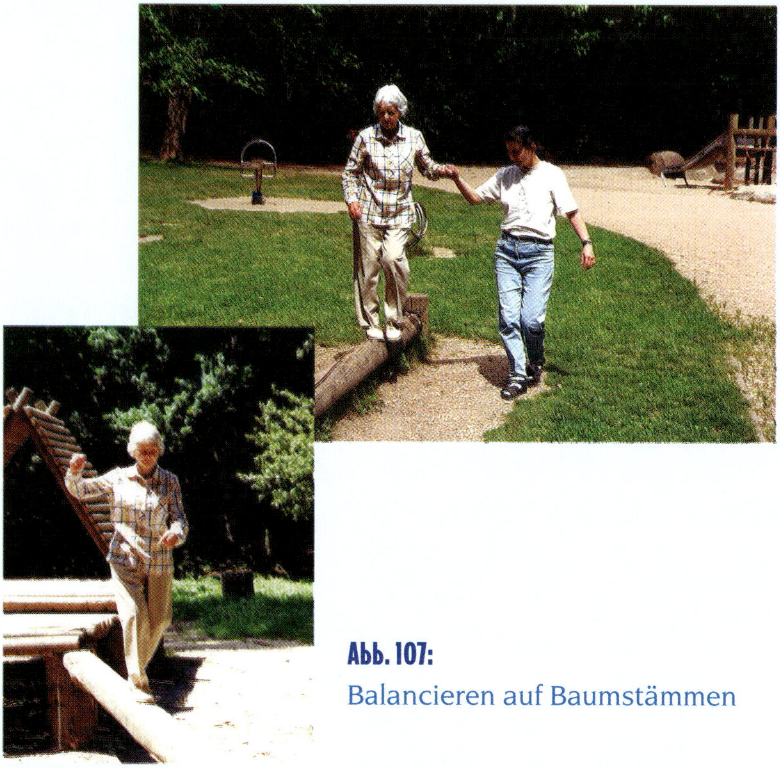

Abb. 107: Balancieren auf Baumstämmen

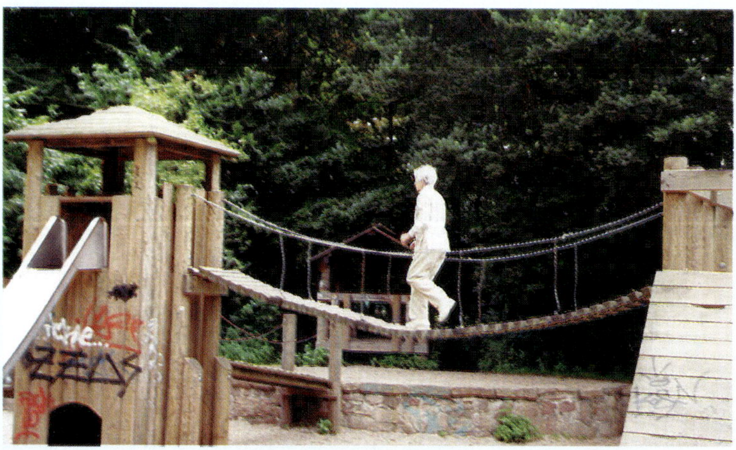

Abb. 108: Balancieren über Kettenbrücken

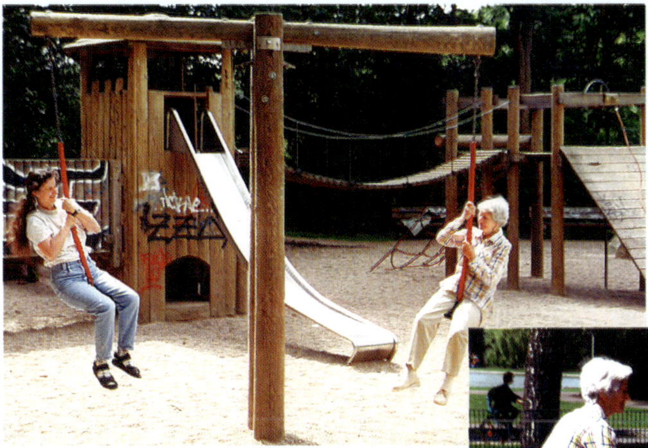

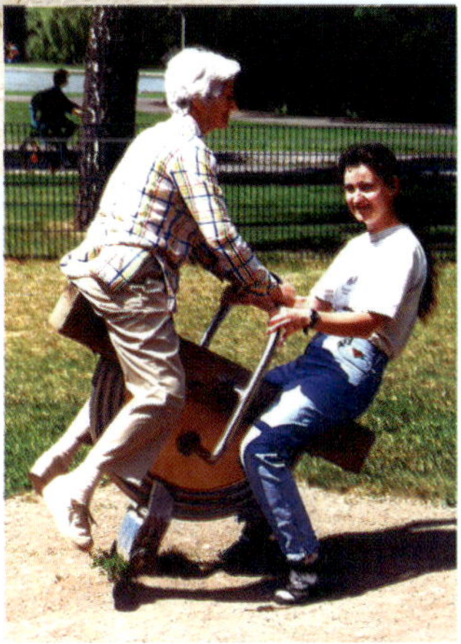

Abb. 109:
Wippen, Schaukeln mit Partner

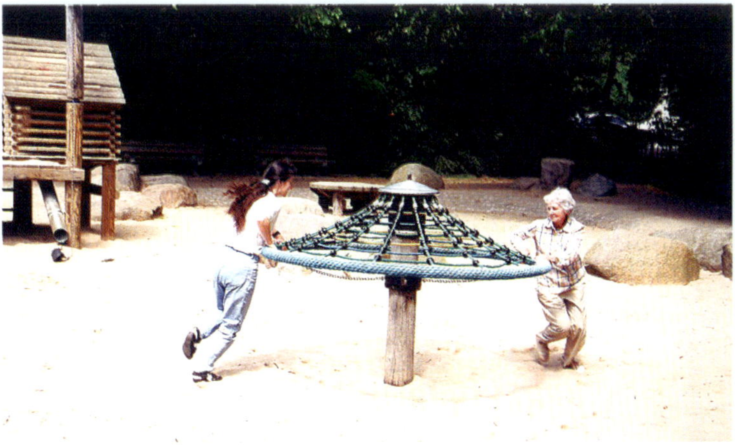

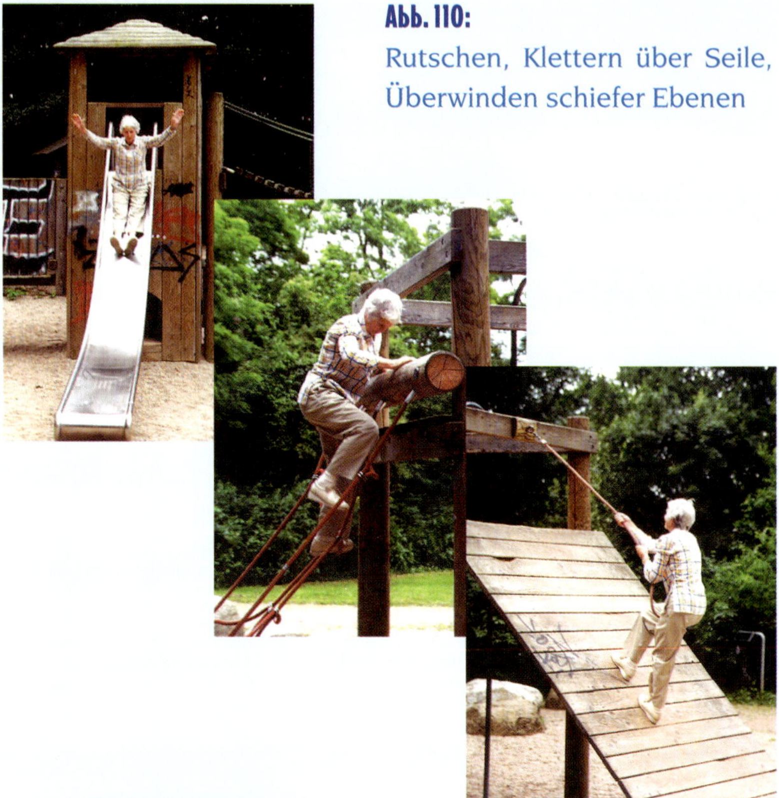

Abb. 110: Rutschen, Klettern über Seile, Überwinden schiefer Ebenen

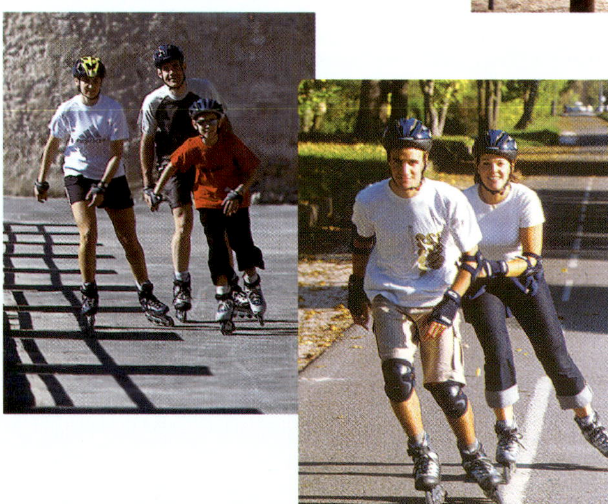

Abb. 111: Inlineskaten (Salomon)

3. KAPITEL

Ausdauertraining

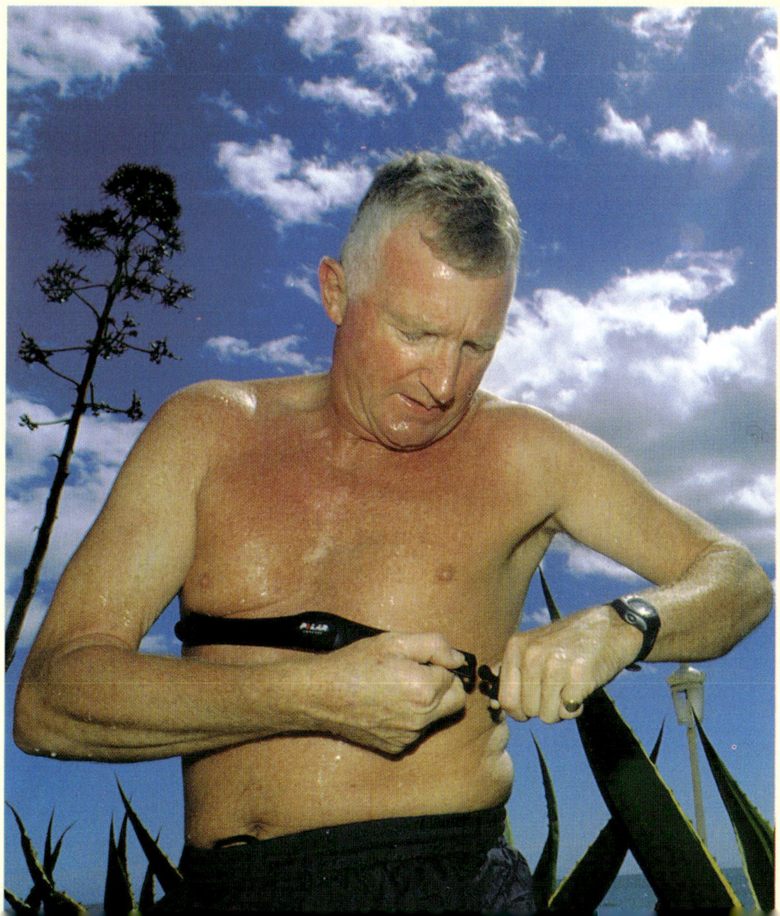

3.1 Trainingsdosierung und -gestaltung

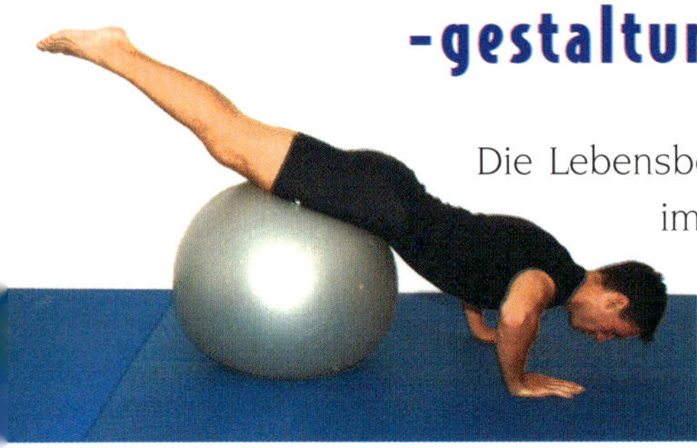

Die Lebensbedingungen des Menschen haben sich im letzten Jahrhundert rasant verändert. Um 1900 lag der durchschnittliche Energieverbrauch eines 40-jährigen Mannes in den westlichen Industrieländern noch bei 3.200 kcal/Tag, heute hat er sich um 1.000 kcal auf 2.200 kcal/Tag reduziert. Der Durchschnittsbürger verbringt seinen Tag mit überwiegend sitzender Tätigkeit.

Weltweite Studien an großen Bevölkerungsgruppen konnten aufzeigen, dass der wöchentliche Energieumsatz durch körperliche Aktivität etwa 2.000 kcal betragen sollte, um präventive Wirkung zu haben. Dieser Energieumsatz sollte durch mehrmalige wöchentliche Aktivität bei moderater Belastungsintensität erreicht werden.

Geht man davon aus, dass eine Frau für einen 30-minütigen Dauerlauf bei mittlerem Anstrengungsgrad etwa 300 kcal verbraucht, so müsste sie fast täglich laufen, um diesen Anforderungen zu genügen. Der Energieumsatz beim Mann beträgt für einen 30-min-Lauf auf Grund des höheren Körpergewichts und der höheren Muskelmasse etwa 350 kcal. Bei höherer Intensität steigt zwar der Energieverbrauch, die positiven Wirkungen des Ausdauertrainings bleiben jedoch weit gehend aus. Für ein präventives Ausdauertraining ist eine Belastungsintensität zu wählen, bei der die Fette und Kohlenhydrate über den Verbrauch von Sauerstoff der Muskulatur die benötigte Energie zur Verfügung stellen. Dieses Training bezeichnet man als *aerob*. Steigt die Intensität weiter an, reicht der Sauerstoff nicht mehr aus, das Training wird *anaerob*. Dabei entsteht *Laktat* (Salz der Milchsäure). Bei hoher Laktatkonzentration (über 6 mmol/l) können Fette nicht mehr verbrannt werden. Wie findet man nun die optimale Belastungsintensität? Hierzu gibt es mehrere Möglichkeiten und Empfehlungen.

Allgemeine Empfehlungen für eine optimale Belastungsintensität:

- Laufen ohne zu schnaufen.
- 3-5 Schritte pro Atemzyklus.
- Leichtes Schwitzen.
- Sich wohl fühlen, nicht quälen.

Viele Studien konnten allerdings aufzeigen, dass diese Empfehlungen das Ziel oft verfehlen. Das Ausdauertraining wird meist zu intensiv durchgeführt. Das subjektive Empfinden reicht folglich nicht aus, um die „richtige" Belastungsintensität zu finden. Das moderne Ausdauertraining nutzt heute die Herzfrequenz zur Festlegung und Kontrolle der Belastungsintensität. Die Herzfrequenz stellt eine individuelle Größe dar. Kinder und Jugendliche erreichen mit bis zu 220 Schlägen pro Minute die höchsten Werte. Mit zunehmendem Lebensalter nimmt die Herzfrequenz ab, wobei der Rückgang bei aktiven Sportlern geringer ausfällt als bei Nichtsportlern.

Technische Innovationen machten es möglich, dass heute die Herzfrequenz während der sportlichen Bewegung fortwährend EKG-genau ermittelt werden kann. Über einen Brustgurt werden die Herzfrequenzwerte gemessen und an den Empfänger (die Herzfrequenzuhr) gesendet. Man hat sozusagen einen Drehzahlmesser am Handgelenk, der die aktuelle Herz-Kreislauf-Aktivität permanent darstellt.

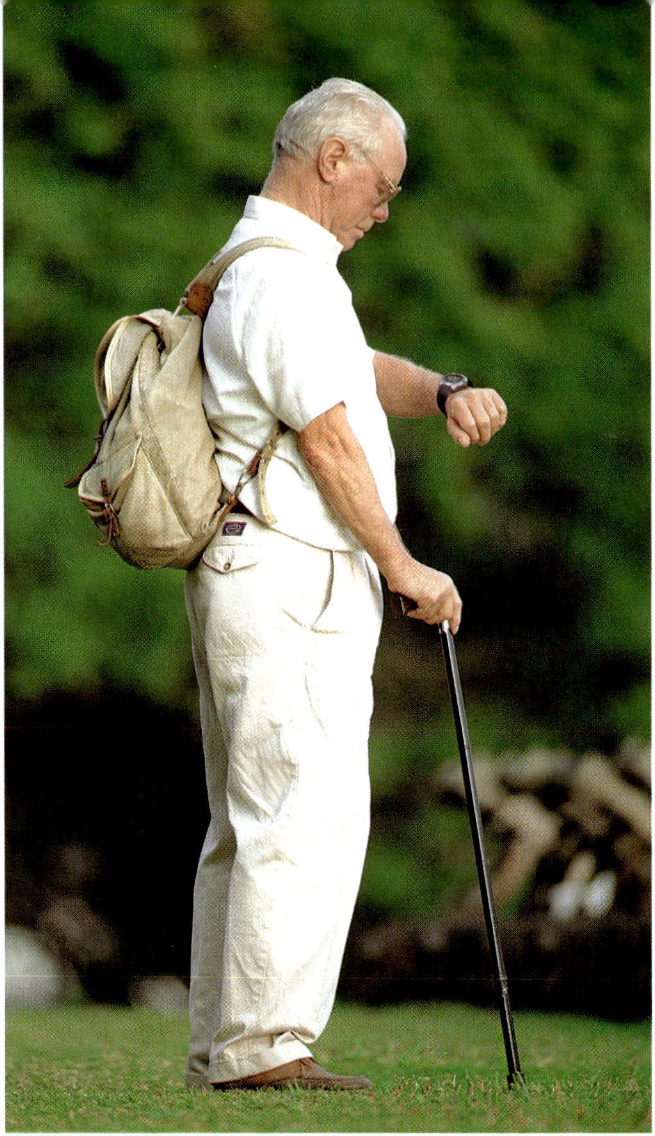

Abb. 112: Herzfrequenzmessung

Die Pulsmessung in der Bewegung per Hand ist ohne Unterbrechung des Trainings kaum durchführbar. Heute stellt im Fitness- wie im Leistungssport die elektronische Herzfrequenzmessung eine Selbstverständlichkeit dar und ist für die Kontrolle der Belastungsintensität der wichtigste Steuer- und Kontrollparameter (Neumann, Pfützner & Hottenrott, 2000).

Für das Fitnesstraining zählen insbesondere zwei Intensitätszonen:

!

Zone 1: 60-75 % der individuell bestimmten, maximalen Herzfrequenz

Ziele:	Verbesserung des Fettstoffwechsels, Förderung der Regeneration, Abbau von körperlichem und psychischem Stress, Stärkung des Immunsystems.
Dauer:	Mindestens 30 min, optimal 45-90 min.
Häufigkeit:	2-3 x pro Woche.
Methode:	Dauermethode.

Zone 2: 75-85 % der individuell bestimmten, maximalen Herzfrequenz

Ziele:	Verbesserung der Fitness, Erhaltung der Leistungsfähigkeit, Verbesserung der Herz-Kreislauf-Regulation.
Dauer:	Mindestens 30 min, optimal 45-60 min.
Häufigkeit:	1-2 x pro Woche.
Methode:	Dauer- und Fahrtspielmethode.

Zone 3: Über 85 % der individuell bestimmten, maximalen Herzfrequenz

Ziele:	Leistungssteigerung mit Wettkampfambitionen.
Dauer:	15-30 min nach Warm-up.
Häufigkeit:	Maximal 1 x pro Woche.
Methode:	Dauer-, Fahrtspiel- und Intervallmethode.

Wer seine maximale Herzfrequenz nicht kennt, kann diese nach der Formel für „Männer: 220 minus Lebensalter in Jahren" bzw. „Frauen: 226 minus Lebensalter in Jahren" bestimmen.

Der rechnerische Wert der maximalen Herzfrequenz nach der Altersformel ist jedoch kein gesicherter Wert. Abweichungen von bis zu 15 Schlägen/min von der tatsächlichen maximalen Herzfrequenz sind nicht ungewöhnlich.

Gut trainierte Sportler erreichen auch in höherem Alter in der Regel eine maximale Herzfrequenz, die deutlich über dem errechneten Wert liegt. Von daher ist es sinnvoll, die maximale Herzfrequenz über einen Test bzw. eine leistungsdiagnostische Untersuchung zu ermitteln.

Die Bestimmung der maximalen Herzfrequenz durch einen Ausdauertest setzt voraus, dass Sie gesund sind, dass Sie keine Medikamente (β-Blocker) einnehmen und dass aus ärztlicher Sicht keine Einwände gegen eine maximale Herz-Kreislauf-Belastung bestehen.

Den Test sollten Sie nicht in den ersten beiden Wochen nach einer Krankheit oder nach längerer Trainingspause durchführen. Tasten Sie sich erst langsam wieder an eine Ausbelastung heran. Unerfahrene Sportler sollten den Test nicht in Eigenregie durchführen.

Eine weitere Möglichkeit, die Trainingsherzfrequenz zu bestimmen, bietet die folgende Formel, die den Trainingszustand mit berücksichtigt:

!

$$TP = RP + (220 - 3/4\ Alter - RP) * 0{,}6/0{,}65/0{,}7$$

Der zu verwendende Faktor richtet sich nach Ihrem Trainingszustand:

0,6	=	untrainiert
0,65	=	mäßig trainiert
0,7	=	ausdauertrainiert

Demnach ergibt sich für einen 32-jährigen, mäßig trainierten Hobbysportler mit einem Ruhepuls (RP) von 65 Schlägen/min ein Trainingspuls (TP) von 150 Schlägen/min. Dieser Wert stellt die Obergrenze dar. Das Ausdauertraining sollte dann in einem Bereich von 135-150 Schlägen/min stattfinden.

Warm-up und Cool down

Vor jeder intensiven Trainingseinheit sollte man sich aktiv erwärmen (Dauer: 5-15 min).

Dies könnte durch:
- Walking, Joggen,
- Seilspringen,
- Einfahren auf dem Ergometer,
- Gymnastik mit Dehn- und Lockerungsübungen

erfolgen.

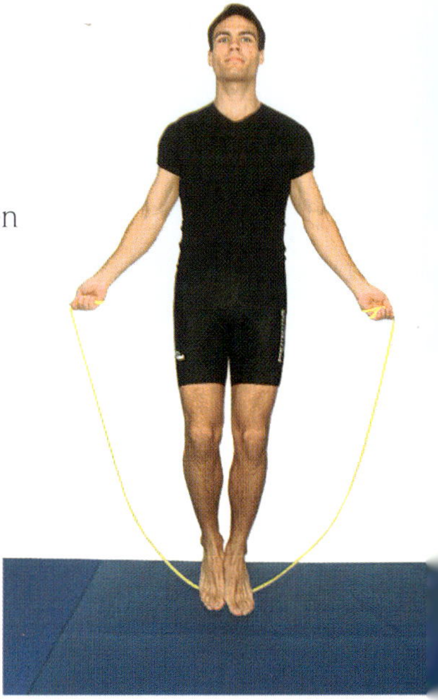

Abb. 113: Seilspringen

Das Springen auf dem Trampolin eignet sich – wie bereits in Kap. 2.6 vorgestellt – für Rückenschmerzpatienten als sensomotorisches Training besonders. Es ist aber auch ein hervorragendes Trainingsmittel zur Verbesserung der Muskelausdauer und der Herz-Kreislauf-Funktion und hat positive Wirkung auf den gesamten Bewegungsapparat.

Tab. 4: Ziele des Warm-ups

WARM-UP/AUFWÄRMEN
Vermittlung der richtigen Einstellung für das Training (Motivation).
Aktivierung des Herz-Kreislauf-Systems.
Aktivierung der Atmung und des Stoffwechsels.
Verbesserung der Koordination.
Verletzungsvorbeugung.

!

Nach jedem Training ist ein Cool down (Abwärmen) sinnvoll. Es kann folgende Elemente beinhalten:

- Lockeres Auslaufen, Rad fahren, Schwimmen.
- Entmüdungsbad bzw. Saunabesuch.
- Entspannen, Dehnen beanspruchter Muskulatur.
- Mentale Entspannungsübungen.

Tab. 5: Ziele des Cool downs

COOL DOWN/ABWÄRMEN
Beseitigung von Verspannungen in der Muskulatur.
Verbesserung der Durchblutung.
Verbesserung des Abtransports von Stoffwechselrückständen.
Schnellere Regeneration.
Verhinderung von Muskelverkürzungen.

Merke:

1. Erwärmen
2. Lockern, leichtes Dehnen
3. Training
4. Abwärmen/Auslaufen
5. Intensives Dehnen
6. Entspannen

!

Das Ausdauertraining und das sensomotorische Training (s. Kap. 2.6) sollten sinnvoll miteinander verknüpft und gegebenenfalls mit einem erfahrenen Therapeuten individuell zusammengestellt werden.

Tipps

Außerdem sollten Sie die folgenden allgemeinen Trainingshinweise und Tipps beachten:

- Setzen Sie sich nicht zu hohe, sondern realistische Ziele.
- Tragen Sie während des Trainings möglichst bequeme, atmungsaktive Kleidung, die Sie in Ihren Bewegungen nicht einschränkt.
- Verwenden Sie Lauf- und Walking-Schuhe, die auf die speziellen Anforderungen (Fußform, Körpergewicht, Bodenbelag) abgestimmt sind. Lassen Sie sich in einem Fachgeschäft beraten.
- Trainieren Sie nicht nach dem Essen (mindestens 90 Minuten Abstand zur letzten Mahlzeit).
- Trinken Sie vor und nach dem Training! Geeignet sind mineralstoffreiches Mineralwasser in Kombination mit Apfelsaft im Verhältnis ein Drittel Saft, zwei Drittel Mineralwasser. Besonders während längerer Trainingseinheiten (z. B. beim Wandern) und bei großer Hitze sollte eine Trinkflasche immer griffbereit sein. Bedenken Sie: Ab einem Flüssigkeitsverlust von 2 % des Körpergewichts nimmt die Leistungsfähigkeit ab. Unmittelbar nach dem Training sollten Sie den Flüssigkeitsverlust nicht durch alkoholische Getränke oder Kaffee

ausgleichen. Bei sehr hohem Flüssigkeitsverlust sollten Sie zusätzlich Mineralwasser bzw. ein elektrolythaltiges Getränk trinken.

- Erhöhen Sie die Gesamtbelastung, indem Sie erst den Umfang steigern, dann die Intensität.
- Nach einer Trainingspause (z. B. nach Verletzung) versuchen Sie nicht, das ausgefallene Training nachzuholen. Nehmen Sie das Training langsam wieder auf. Auch hier gilt: Erst den Umfang erhöhen, dann die Intensität.

Vorteile (Effekte) des Ausdauertrainings:

- Ökonomisierung der Herzarbeit mit Erhöhung der Schlagvolumenreserve und Erhöhung der Kontraktilität des Herzmuskels.
- Verbesserte Blutverteilung durch Eröffnung von Kapillaren und Vermehrung von Anastomosen (Gefäßverbindungen), Steigerung der Hirndurchblutung.
- Erhöhung der maximalen Sauerstoffaufnahme.
- Verringerung der Blutviskosität (Zähflüssigkeit) und Vermehrung der Sauerstofftransportkapazität des Blutes.
- Abnahme des Gesamtcholesterins und der Gesamtlipide im Serum und Erhöhung des (guten) HDL-Cholesterins.
- Stärkung des Immunsystems bei moderatem Training.
- Höhere Lebensqualität .

Nicht zu vergessen:
Ausdauertraining, in welcher Form auch immer, ist eine hervorragende Willensschulung.

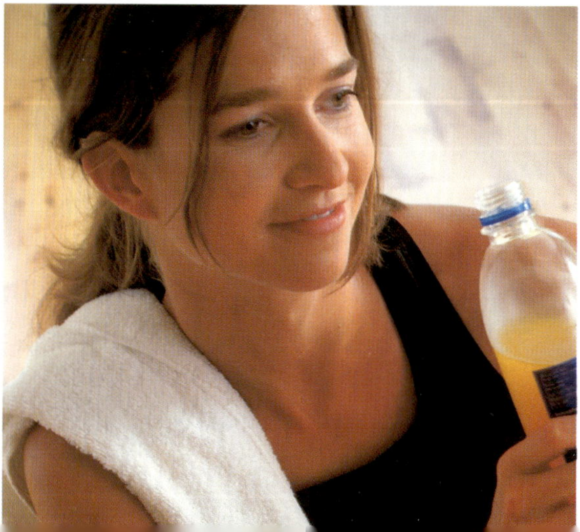

3.2 Ausgewählte Trainingsformen

Als ergänzendes Ausdauertraining zu den Übungen in Kap. 2 bieten sich die beliebten Sportarten Walking, Laufen, Rad fahren, Inlineskating und Schwimmen an.

Walking

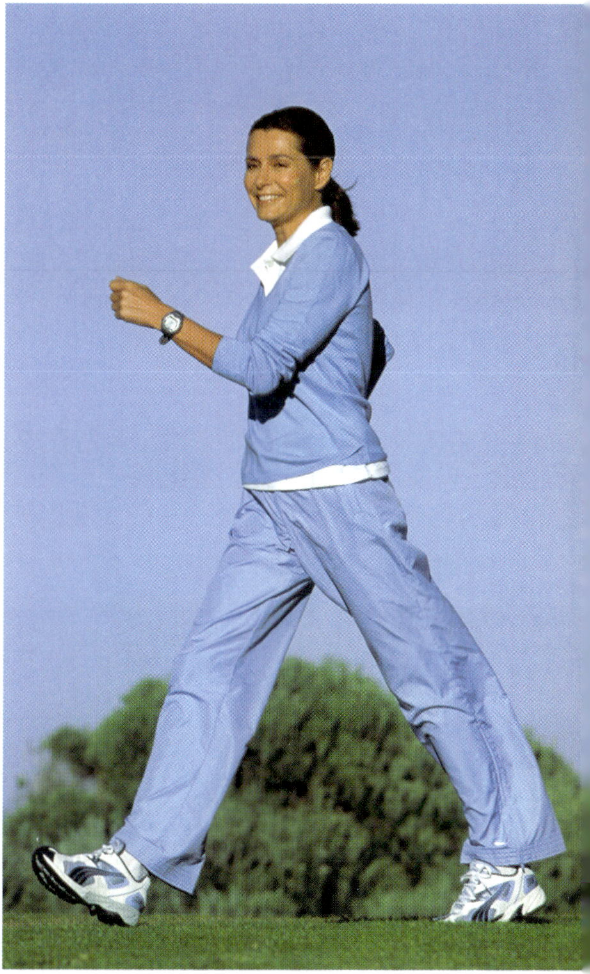

Walking ist die ideale Einstiegssportart für ein langfristig angelegtes Bewegungsprogramm und für Rückenschmerzpatienten bestens geeignet.

Übergewichtige können in sanfter Weise ihren Körperfettanteil reduzieren, ohne das Stütz- und Bewegungssystem zu überfordern. Die Belastungsintensität von zügigem Walking bzw. Wandern stellt den optimalen Bereich zur Aktivierung des Fettstoffwechsels dar. Wer regelmäßig zügigen Schritts unterwegs ist, verbessert seine Fitness quasi im Schongang. Im Unterschied zum Laufen hat beim Walking immer ein Fuß Bodenkontakt, wodurch die auftretenden Stoßkräfte im Vergleich zum Laufen wesentlich verringert sind. Im Unterschied zur olympischen Sportart Gehen wird Walking ohne extreme Hüftrotation

Abb. 114: Walking

ausgeführt – dadurch ist die gesamte untere Extremität einschließlich des Hüftgelenks moderaten Belastungen ausgesetzt. Die Belastungen für Wirbelsäule, Sehnen, Bänder und Gelenke sind ebenfalls niedrig. Ein wichtiger Vorteil des Walkings besteht darin, dass der Bewegungsablauf der Alltagsbewegung Gehen sehr ähnlich und daher leicht zu erlernen ist. Um jedoch durch Walking Einfluss auf die allgemeine Leistungsfähigkeit und Kondition zu nehmen, muss man schneller als gewöhnlich gehen. Beim Walking sollte die Herzfrequenz nicht über 75 % der maximalen Herzfrequenz ansteigen. Die Dauer der Belastung sollte mindestens 30 min betragen, optimal wären 60-90 min.

Tipp: Für weitere Informationen zum Walking (Technik, Programme) empfehlen wir das Buch: Bös & Saam (2002): *Tipps für Walking.*

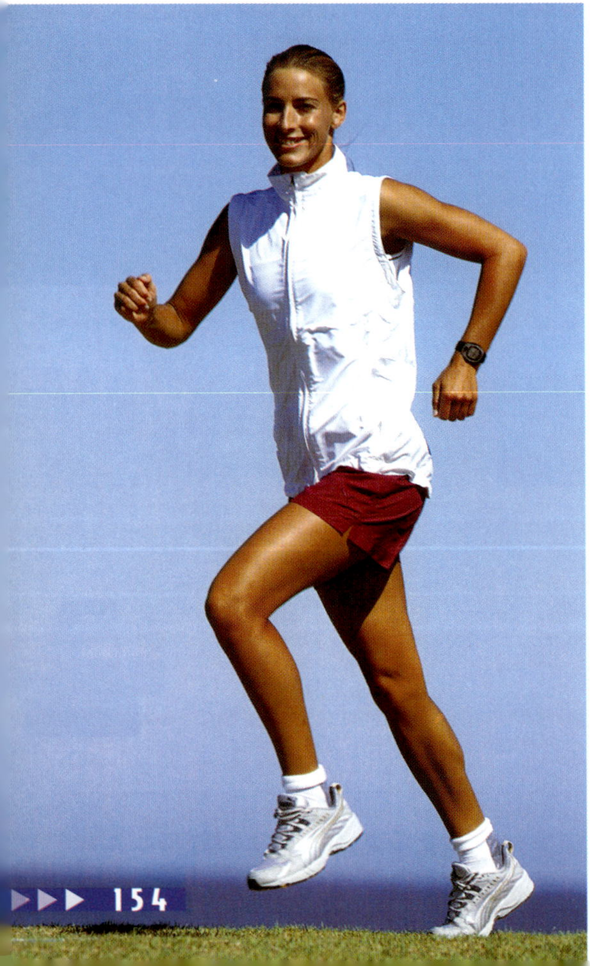

Laufen

Beim Laufen erzielen Sie, im Vergleich zu anderen Sportarten, den höchsten Energieumsatz pro Zeiteinheit. Sie müssten mindestens doppelt so lange Rad fahren, um vergleichbare Effekte zu erzielen.

Rückenschmerzpatienten lehnen die Laufbelastung oft ab, da viele bei jedem Schritt einen Schmerzstoß im Rücken verspüren. Dennoch kann man das Laufen nicht generell ablehnen. Bei guter Lauftechnik, geeignetem Schuhwerk und adäquaten Laufuntergrund lassen sich Rückenschmerzen beim Laufen vermeiden.

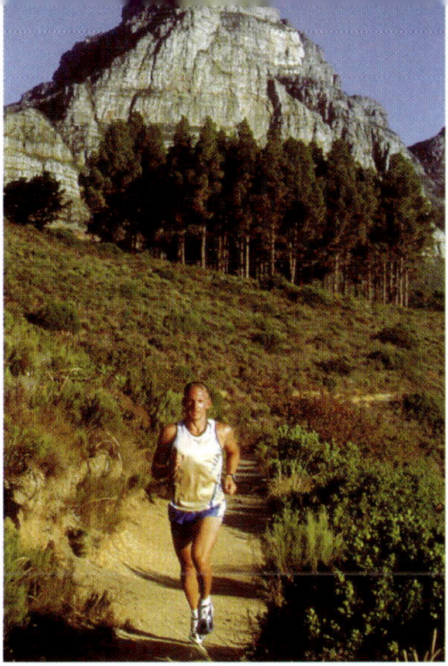

Abb. 115 a-b: Laufen

Verwenden Sie für das Lauftraining abwechselnd mindestens zwei Paar Laufschuhe. Beim Schuhkauf nehmen Sie die Beratung eines Fachverkäufers in Anspruch. In vielen Sportgeschäften können die Laufschuhe auf Passform, Stabilität, Komfort getestet werden. Zusätzliche Videoanalysen und Druckverteilungsmessungen tragen zur Objektivierung und Entscheidungsfindung bei. Als Rückenschmerzpatient benötigen Sie einen dämpfenden und stabilen Laufschuh, um Stoßbelastungen und Instabilitäten durch starke Seitkippbewegungen (Überpronation oder Übersupination) zu reduzieren.

Als Lauftechnik eignet sich der Mittelfußlauf für Rückenschmerzpatienten in der Regel eher als der Fersenlauf, bei dem der Fußaufsatz weit vor dem Körperschwerpunkt und mit relativ gestrecktem Bein erfolgt. Ergänzend zum Lauftraining sollten Sie von Beginn an Koordinationsübungen zur Verbesserung der Lauftechnik durchführen.

Als Belastungsintensität sollte eine Belastungsherzfrequenz von 75-85 % der maximalen Herzfrequenz gewählt werden. Die Dauer der Belastung sollte mindestens 20 min betragen, optimal wären 45-60 min.

Detaillierte Angaben zur Lauftechnik und Laufschule, zu vielfältigen Laufprogrammen und zu differenzierten Wochentrainingsplänen für Einsteiger und Fortgeschrittene finden Sie im Buch: Hottenrott & Zülch (2002): *Ausdauertrainer Laufen*.

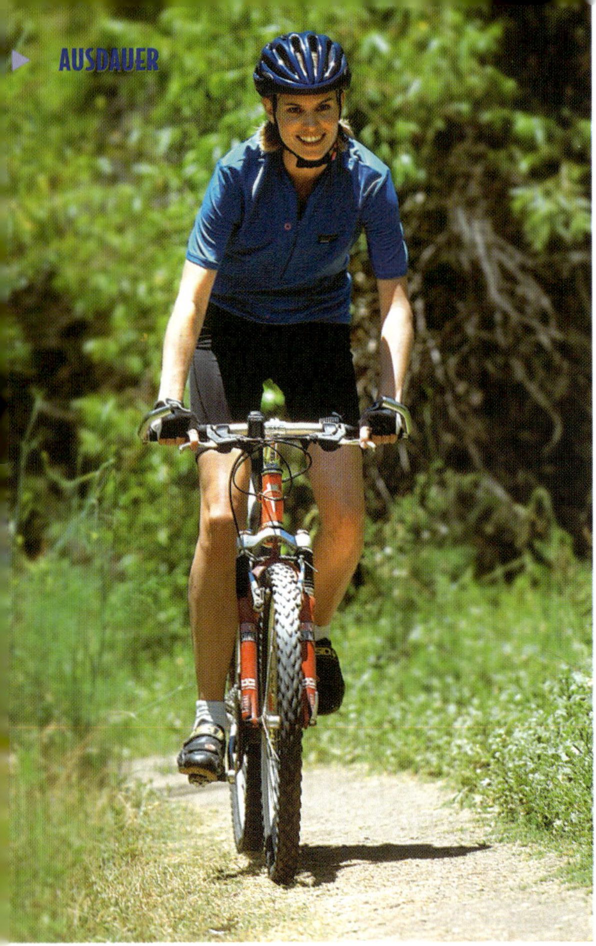

Rad fahren

Der gesundheitliche Wert des Radfahrens ist seit langem bekannt. Die gelenkschonende Herz-Kreislauf-Belastung lässt sich in jedem Alter durchführen. Auf Grund der sitzenden Position wird nicht das ganze Körpergewicht getragen, was die Gelenkbelastung von Beinen und Füßen erheblich reduziert. Neue Materialien und technische Veränderungen wie Federungen an Lenker und Sattel reduzieren zudem die Stoßbelastungen für die Wirbelsäule. Diese Veränderungen sind gerade für Rückenschmerzpatienten bedeutsam. So lassen sich bei geeignetem Fahrrad und optimaler Sitzposition relativ lange Radfahrten ohne Schmerzen realisieren.

Abb. 116: Rad fahren

Welches Rad für Sie ideal ist, lässt sich nur von Fall zu Fall entscheiden und hängt wesentlich von der Schmerzsymptomatik ab. Grundsätzlich wäre ein Rad zu wählen, bei dem ein relativ aufrechtes, entspanntes Sitzen möglich ist. Passen Sie dazu Sattelhöhe, Lenkervorbau und -höhe, Kurbellänge entsprechend an. Lassen Sie die Einstellung zur optimalen Sitzposition von einer autorisierten Person vornehmen. Ihre Sitzposition wird sich von der eines Leistungssportlers unterscheiden. Sie müssen sich auf dem Rad wohl fühlen und beim Pedalieren schmerzfrei sein. Der Sitz und Rahmen sollte zusätzlich Federungen enthalten, die sich in der Härte verstellen lassen. Eine zu weiche Federung erschwert nicht nur das Vorankommen auf der Straße, sondern kann sich auch ungünstig auf den Rücken auswirken.

Hinweise zur Einstellung der Sitzposition:

1. Sitzhöhe

- Die beste Kraftübertragung und zugleich die geringste Fuß- und Kniebelastung wird erreicht, wenn der Fußballen über der Pedalachse steht (Abb. 117a).

- Die Ferse sollte bei tiefster Pedalstellung und gestrecktem Bein die Pedale erreichen (Abb. 117b).

- Bei tiefster Pedalstellung, wenn der Fußballen das Pedal drückt, sollte das Knie leicht (5-10°) gebeugt sein (Abb. 117c).

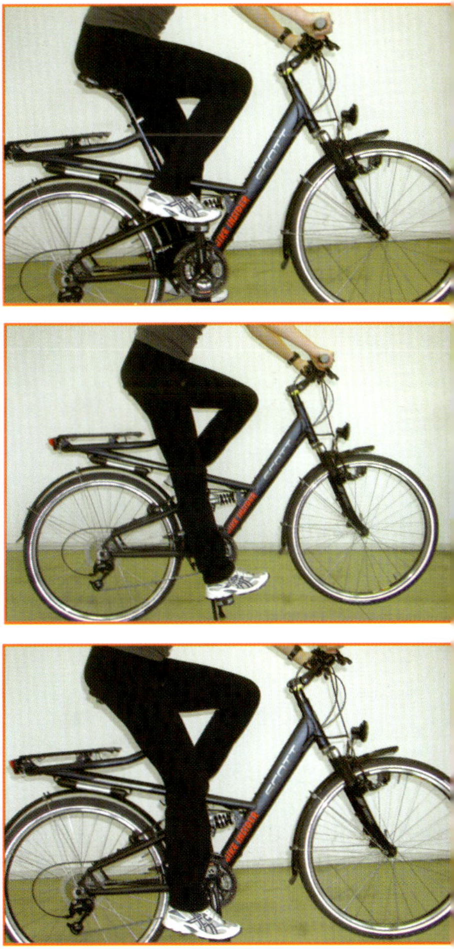

Abb. 117 a-c:
Einstellung der richtigen Sitzhöhe

Je stärker das Knie gebeugt wird, desto größer wird der Druck hinter der Kniescheibe.

2. Sattelposition

- Die Sattelspitze sollte 2-5 cm hinter dem senkrechten Lot zum Tretlager liegen (Abb. 118a).
- Ein gefederter Sattel vermindert Sitzbeschwerden und reduziert den möglichen Druck auf die Harnröhre (Abb. 118b).

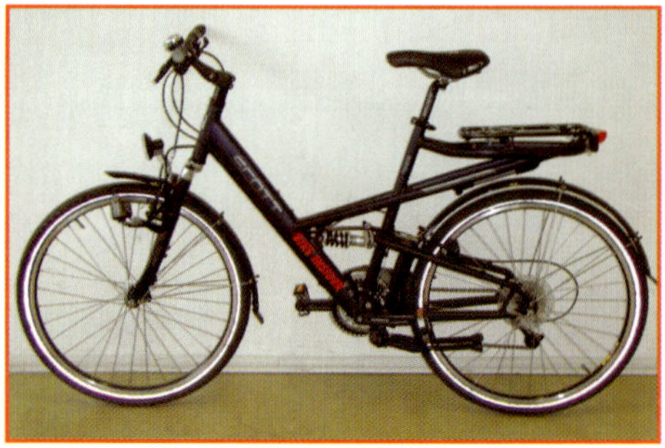

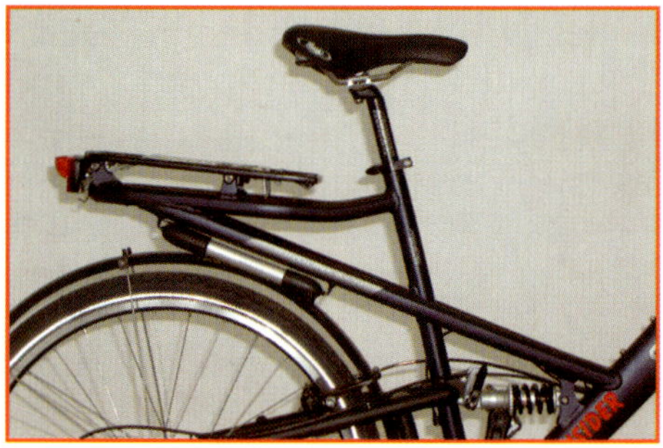

Abb. 118 a-b:
Einstellung der richtigen Sattelposition/Federung

- Je aufrechter man sitzt, desto mehr wird das Gewicht auf das Gesäß und die Sitzbeinhöcker verlagert.

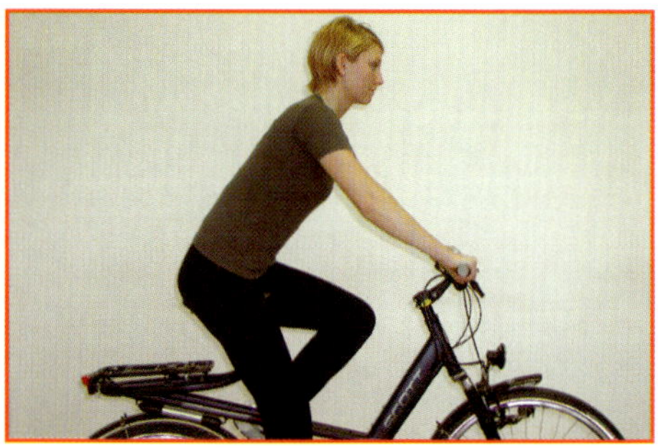

3. Lenkereinstellung

- Für eine optimale Sitzposition befindet sich der Oberlenkergriff mindestens in Höhe der Satteloberkante.
  Die Rumpfvorneigung sollte nicht unter 45° betragen.

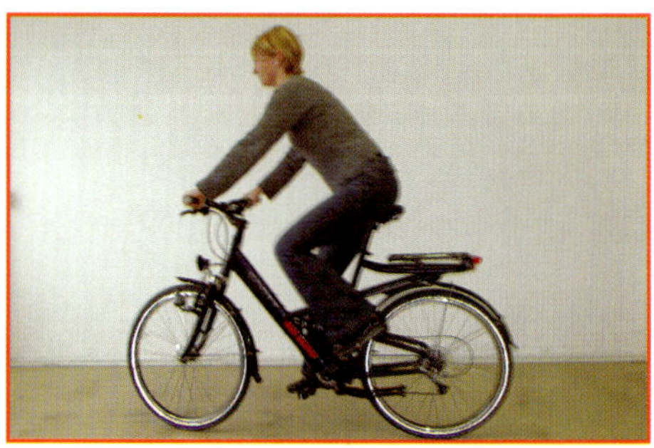

- Bei akutem Rückenschmerz ist eine Rumpfaufrichtung bis 70° empfehlenswert.

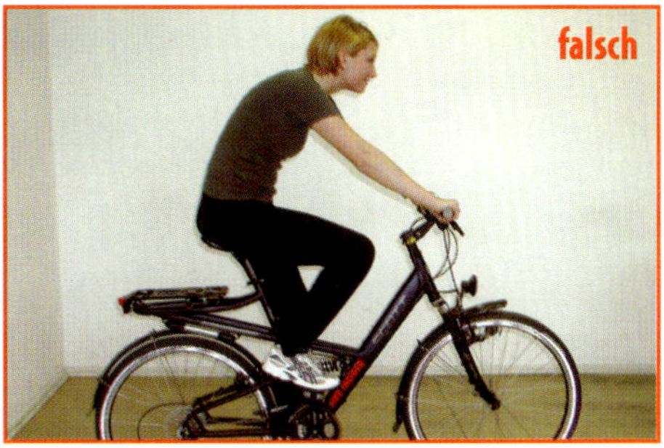

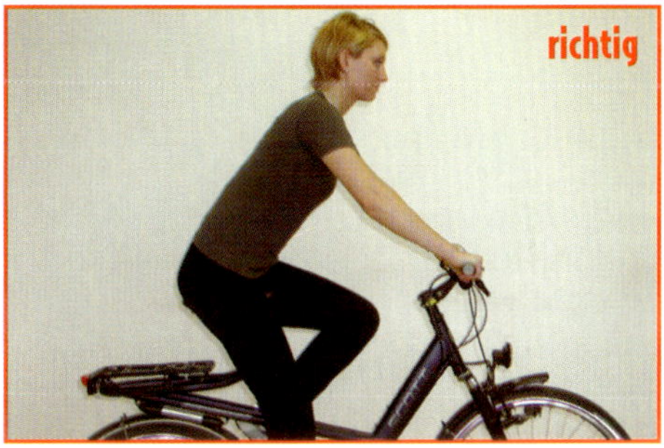

Abb. 119 a-d:
Einnahme der richtigen Rumpfhaltung

- Fehlstellungen im Handgelenk und damit verbundene Taubheitsgefühle lassen sich durch eine gestreckte Stellung des Handgelenks vermeiden.

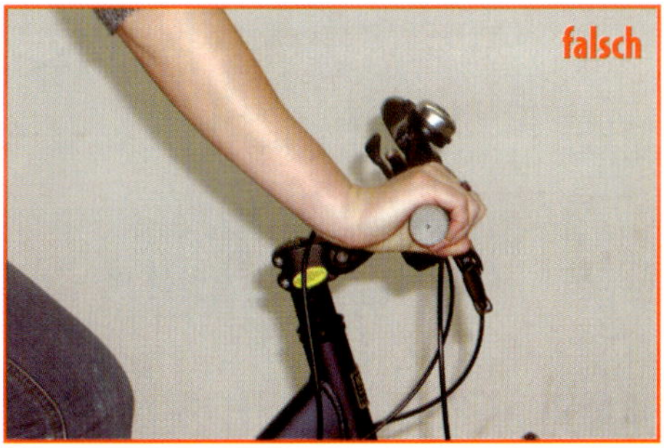

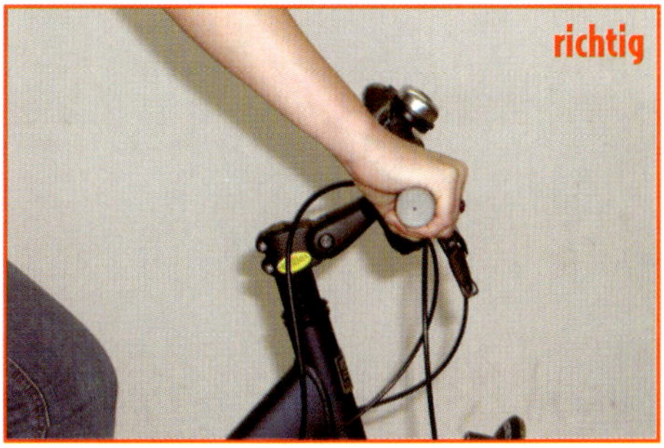

Abb. 120 a-b:
Handgelenkstellung

- Die Lenkerbreite ist richtig gewählt, wenn die Arme im Ellbogengelenk leicht gebeugt sind und der Abstand der Ellbogengelenke größer ist als der Abstand der Schultergelenke.

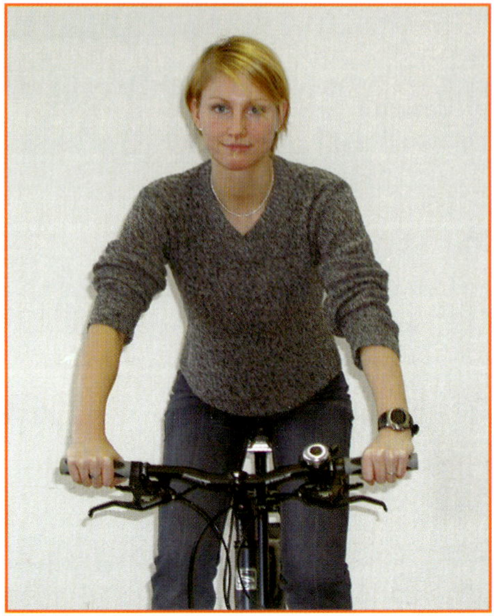

Abb. 121: Lenkerbreite

4. Rahmenhöhe

- Für die Bestimmung der Rahmenhöhe gibt es zwei Möglichkeiten:

a) Sie bestimmen Ihre Schrittlänge (barfuß) und multiplizieren den gemessenen Wert mit dem Faktor 0,66.

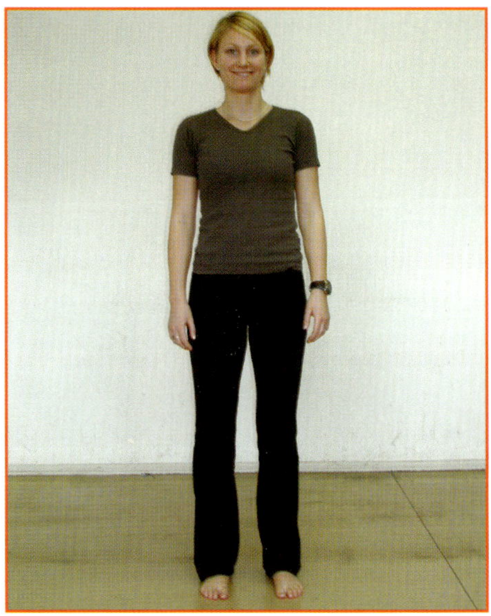

Abb. 122: Schrittlänge

b) Sie ermitteln die Rahmenhöhe mithilfe Ihrer Körpergröße (siehe Tab. 6). Im Zweifelsfall sollten Sie eher den kleineren Rahmen nehmen.

Tab. 6: Bestimmung der Rahmenhöhe nach der Körpergröße

KÖRPERGRÖẞE (CM)	RAHMENHÖHE (CM)
160-165	51-53
165-170	53-55
170-175	55-57
175-182	57-59
182-187	59-61
187-192	61-63
über 192	über 63

DENKEN SIE DARAN

Es ist kein Luxus, sondern eine absolute Notwendigkeit, die Maße des Rades den eigenen Körpermaßen anzupassen. So, wie ein Kleidungsstück nach Möglichkeit maßgeschneidert sein sollte, muss auch das Fahrrad auf Ihre individuellen Bedürfnisse zugeschnitten sein.

Eine falsche Position auf dem Rad mindert einerseits die optimale Kraftentfaltung und kann andererseits Rückenschmerzen, Muskelverspannungen, Sitzbeschwerden, Gelenkschmerzen und Sehnenentzündungen verursachen.

Abschließend noch einige Hinweise zum Fahrstil:

- Achten Sie auf einen möglichst runden Tritt beim Radfahren.
- Bewegen Sie die Beine in zwei parallelen Ebenen möglichst dicht am Rahmen. Hierfür bildet die richtige Fußstellung auf dem Pedal die Voraussetzung, d. h., der Fußballen befindet sich über der Pedalachse und der Fuß ist nicht nach innen oder außen gedreht. Dies verbessert die Kraftübertragung und schont die Knie.
- Halten Sie den Oberkörper möglichst ruhig, um die Kraftübertragung zu optimieren.

- Während der Fahrt sind die Arme leicht gebeugt, um Stöße und Erschütterungen abzufangen.
- Sitzen Sie locker auf dem Rad. Versuchen Sie, die Muskeln der Arme, des Schultergürtels und des Nackens immer wieder bewusst zu entspannen.
- Die Trittfrequenz sollte sich im Bereich von 70-90 Umdrehungen pro Minute bewegen. Dementsprechend erfolgt die Wahl der Übersetzung (Gang).
- Tragen Sie zur Kontrolle der Belastungsintensität ein Herzfrequenzmessgerät. Sie sollten eine obere Herzfrequenzgrenze von 75 % ihrer maximalen Herzfrequenz über längere Strecken nicht überschreiten.

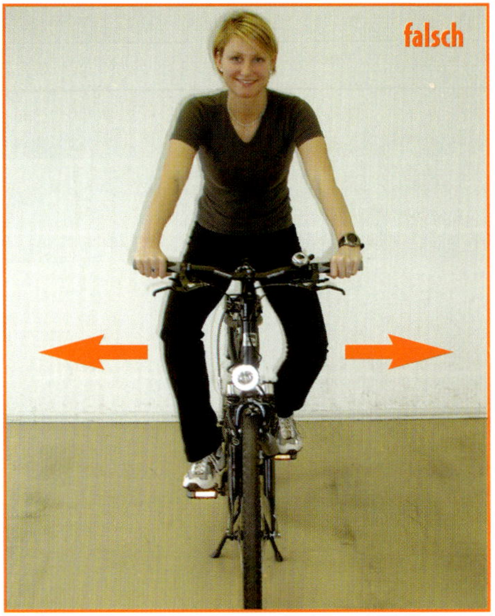

Abb. 123 a-b: Beinstellung

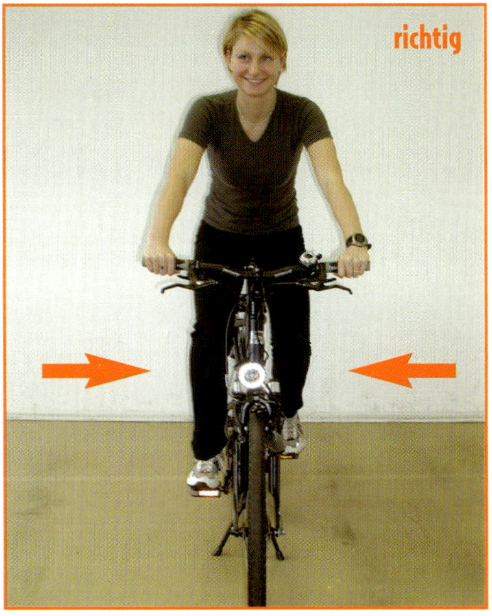

- Die Trainingsradfahrt sollte 45 Minuten möglichst nicht unterschreiten. Je länger die Radfahrt, desto effektiver ist das Fettstoffwechseltraining. Bei guten äußeren Bedingungen sind auch mehrere Stunden sinnvoll.

Wie Sie das Radtraining systematisch aufbauen können, wird durch eine Vielzahl von Beispielprogrammen im Buch: Hottenrott & Zülch (2002): *Ausdauertrainer Radsport für Einsteiger, Hobbybiker, Marathonfahrer und ambitionierte Amateure* aufgezeigt.

Inlineskating

Inlineskating ist seit Beginn der 90er Jahre en vogue. Mit Inlineskates fast geräuschlos, dynamisch und rasant dahinzugleiten, macht Spaß und trainiert zugleich die Fitness. Inlineskating ist nicht nur ein Sport für junge Leute. Auch in fortgeschrittenem Alter lassen sich die Techniken noch leicht erlernen und für ein effektives Training von Ausdauer, Kraft und Koordination einsetzen.

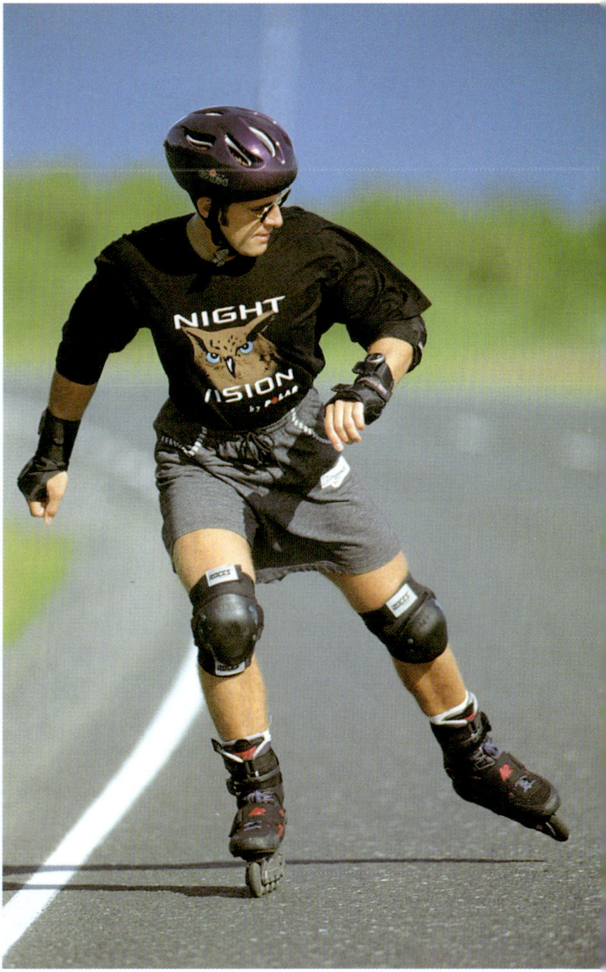

Abb. 124: Inlineskating

Orte zum Skaten finden sich reichlich: asphaltierte Flur- und Wirtschaftswege, Fahrradwege, Promenaden, große Parkplätze oder wenig befahrene Straßen. Ein Tipp: Die inzwischen von einigen Buchverlagen für fast alle Städte und Regionen herausgegebenen Inline-, City- und Speedguides stellen Routen für Fun-, Fitness- und Speedskater detailliert vor.

Inlineskating trainiert alle großen Muskelgruppen und sorgt für ein gutes Ausdauervermögen. Das ausdauernde Rollen bzw. Gleiten wirkt günstig auf den aeroben Energiestoffwechsel, insbesondere den Fettstoffwechsel. Selbst völlig Untrainierte sind nach einer kurzen Techniklernphase in der Lage, eine Stunde und länger zu skaten. Die gleiche Belastungsdauer, z. B. im Laufen, zu realisieren, setzt mehrere Wochen konsequenten Trainings voraus, was gerade vom Anfänger ein hohes Maß an Motivation und Durchhaltevermögen erfordert. Der Einstieg in den Ausdauerfitnesssport fällt auf Inlineskates sehr leicht.

Die Beanspruchungen für das Bewegungssystem, bei der harmonischen Skatingbewegung ohne exzentrische Muskelbeanspruchungen, sind besonders schonend für Muskeln, Sehnen und Gelenke. Dies macht Inlineskating besonders für Rückenschmerzpatienten interessant. Allerdings sind die Beanspruchungen im Lendenwirbelsäulenbereich bei einer tiefen Skatingposition sehr hoch, sodass ein Skaten in relativ aufrechter und leicht nach vorn geneigter Rumpfhaltung anzustreben ist. Das Training auf Skates sollte nach der extensiven Intervallmethode oder Fahrtspielmethode durchgeführt werden, um nach kurzen Fahrstrecken die Rückenmuskulatur durch vollständige Rumpfaufrichtung zu entspannen. Die unterschiedlichen Trainingsformen auf Inlineskates werden im Buch: Hottenrott & Zülch (1998): *Ausdauertrainer Inlineskating* ausführlich beschrieben.

Wichtig:
Ohne Schutzausrüstung kein Inlineskating!

Zum Inlineskating ist das Tragen einer kompletten Schutzausrüstung, bestehend aus Helm, Hand-, Ellbogen- und Knieschützern notwendig. Die Schützer sind mit abriebfesten Kunststoffmaterialien ausgestattet, die im Falle eines Sturzes die exponierten Körperstellen vor Hautabschürfungen bewahren. Die Schutzausrüstung gibt besonders Anfängern den Mut, aktiv zu fallen. Beachten Sie die unterschiedlichen Größen von S, M oder L, denn zu große Schützer verrutschen bei einem Sturz und verlieren so ihre Funktion.

Schwimmen

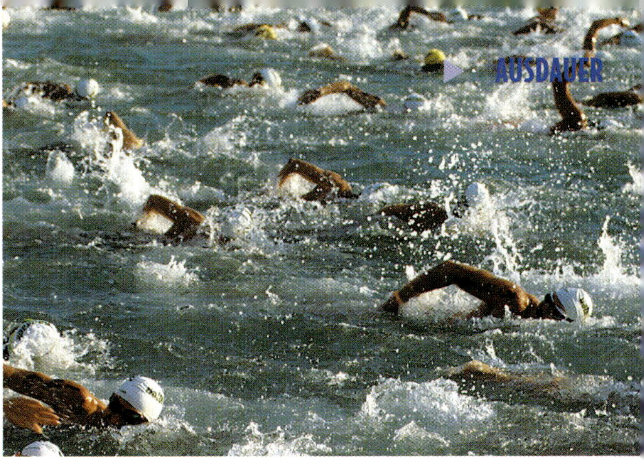

Die Übungssituation im Medium Wasser unterscheidet sich grundsätzlich von der an Land. Im Wasser erfährt der Organismus auf Grund der spezifischen Eigenschaften dieses Mediums (hydrostatischer und hydrodynamischer Druck, Temperatur, Wärmeleitung und Auftrieb) eine komplexe Beanspruchung.

Abb. 125: Schwimmen

Dem Schwimmen im Speziellen bzw. dem Aufenthalt im Wasser im Allgemeinen werden viele gesundheitliche Aspekte zugeschrieben.

Atmungssystem

Der hydrostatische Druck erschwert die Einatmung, verschiebt die Atemmittellage und reduziert die Vitalkapazität um ca. 9 %. Die Atemmuskulatur wird dadurch gekräftigt. Im Wasser lässt sich ausgezeichnet die Harmonie zwischen Atmung und Bewegung erlernen. Im Vergleich zum Laufen besteht eine geringere Atemnotprovokation.

Herz-Kreislauf-System

Die waagerechte Körperlage unterstützt den venösen Rückstrom des Blutes, wodurch die diastolische Füllung des Herzens und die Erhöhung des Schlagvolumens erleichtert werden. Während des Aufenthalts im Wasser sinkt die Herzfrequenz um ca. 10 Schläge/Minute. Der statische Auftrieb verringert quasi das Körpergewicht und verbessert die Blutzirkulation.

Die Beanspruchung der gesamten Skelettmuskulatur wirkt einer einseitigen, lokalen Ermüdung bzw. Überbeanspruchung entgegen.

Stütz- und Bewegungssystem

Die Reduktion des Körpergewichts im Wasser führt zu einer (Druck-)Entlastung der Gelenke und der Wirbelsäule. Die Bewegung im Wasser eignet sich deshalb sehr gut für übergewichtige Personen. Der Auftrieb führt zu einer Entlastung der Wirbelsäule sowie zu einer Verringerung der Haltearbeit der Stützmuskulatur.

Bei Haltungsschwächen und Rückenbeschwerden **empfiehlt sich das Rückenschwimmen**, da hier eine entspannte Wirbelsäulen- und Kopfhaltung gegeben ist. Die Rückenlage reduziert im Vergleich zur Bauchlage die Gefahr der Hyperlordosierung (Hohlkreuzhaltung). Zusätzlich wird durch die Armbewegung die zur Verkürzung neigende Brustmuskulatur gedehnt und ist durch die entspannte Kopfhaltung eine freie, regelmäßige Atmung möglich.

Die wechselseitige Beanspruchung der Extremitäten ermöglicht eine optimale Aufeinanderfolge von Belastung und Erholung. Die Aktivierung der Schultergürtelmuskulatur löst Verspannungen und mobilisiert die Wirbelsäule. Wenn Sie in Rückenlage die Beinbewegung des Brustschwimmens einsetzen und sich unter der Wasseroberfläche mit den Armen vom Wasser abdrücken, erreichen Sie durch die lange Gleitphase eine wohltuende Entlastung der Wirbelsäule.

Das Brustschwimmen ist weniger geeignet, da es eine Hyperlordosierung im Hals- und Lendenwirbelsäulenbereich, die durch eine Dauerkontraktion (Daueraktivität) der Nacken- und tiefen Rückenmuskulatur erreicht wird, erfordert. Eine Ausatmung ins Wasser mit der damit verbundenen, gestreckten Körperhaltung kann diese negative Beanspruchung reduzieren, setzt aber eine sehr gute Brustschwimmtechnik voraus.

Das Kraulschwimmen als Wechselschwimmtechnik eignet sich für die Kräftigung der Rückenmuskulatur (vgl. Hahn, 1996).

Allerdings fördert das Schwimmen, in welcher Form auch immer, nicht die aufrechte Haltung, da der Trainingsreiz für die Rumpfmuskulatur im Wasser nicht ausreicht, wie wissenschaftliche Untersuchungen ergaben (vgl. Pieper & Schulte, 1996). Deshalb sollte zusätzlich ein Training an Land erfolgen, wie es in diesem Buch (Kapitel 2) bereits beschrieben wurde.

Aquajogging

Aquajogging wird seit vielen Jahren erfolgreich in der Rehabilitation von verletzten Läufern eingesetzt. Heute ist es als effektive Trainingsform für die Verbesserung der körperlichen Fitness allgemein anerkannt. Ein Vorteil liegt darin, dass man für das Aquajogging kein guter Schwimmer sein muss und dennoch die Vorzüge der Bewegung im Wasser genießen kann. Alle Bewegungen erfolgen weich und fließend, unabhängig von der Wassertiefe. Selbst beim Training im Flachwasser, bei dem man den Boden berührt, liegen die Belastungen von Wirbelsäule, Bändern und Gelenken im Lowimpact-Bereich. Alle an der Bewegung beteiligten Muskeln werden durch die zyklischen Bewegungen gegen den Wasserwiderstand schonend gekräftigt und zugleich gelockert.

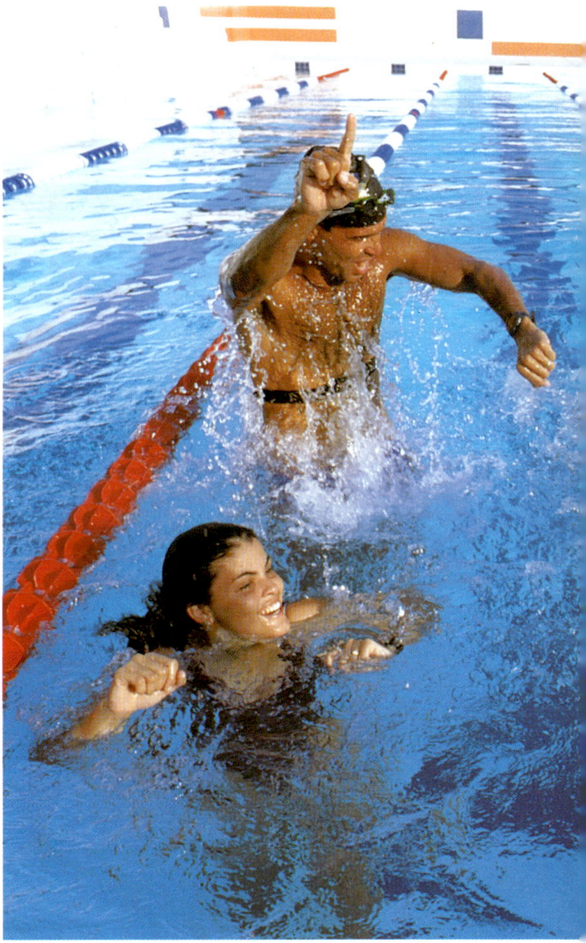

Abb. 126: Aquajogging

Aquajogging kann entweder im Flachwasser oder auch im Tiefwasser durchgeführt werden. Im Tiefwasser benötigen Sie generell eine Auftriebshilfe, die den Körper in eine senkrechte Körperhaltung bringt. In dieser lässt sich die Laufbewegung vom Land besonders gut ins Wasser übertragen.

Es gibt verschiedene Auftriebshilfen: Bei starker Neigung zum Hohlkreuz, bei dünnen Personen, die wegen des geringen Unterhautfettgewebes leicht frieren oder bei weniger intensiven, regenerativen Trainingseinheiten empfiehlt sich eine Wet Vest aus Neopren, in die Luftpolster eingearbeitet sind. Ansonsten helfen auch preiswertere Auftriebsgürtel aus PE-Schaum, die so viel Auftrieb geben, dass Hals und Kopf aus dem Wasser ragen.

4. KAPITEL

Muskulatur & Koordination

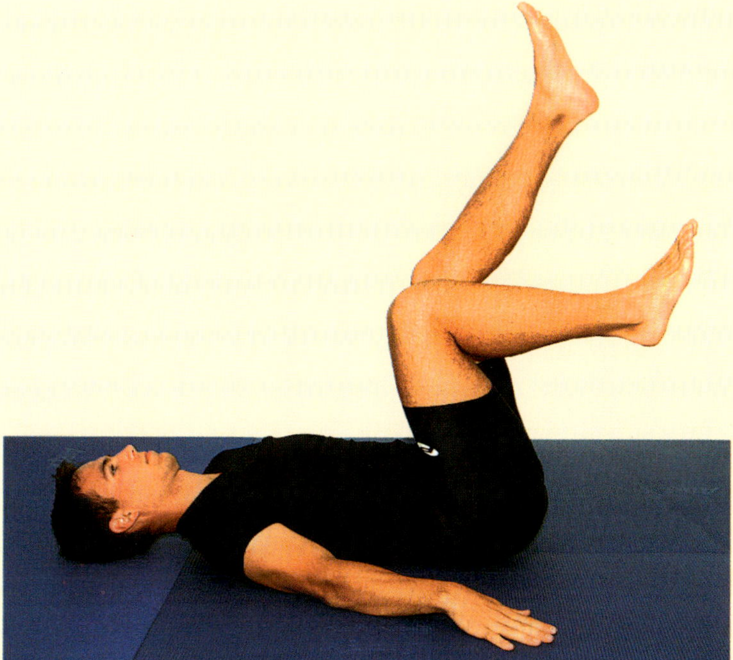

4.1 Haltung und Bewegung

Die Entwicklung des aufrechten Gangs ist ein Spezifikum der Menschheitsentwicklung. Mit dem aufrechten Gang bekam der Mensch die Hände frei für anderweitige Tätigkeiten, während sich sein Blickwinkel mit dem Aufrichten des Kopfs deutlich vergrößerte. Die Gewährleistung einer sicheren Körperstatik im Stand und in der Bewegung stellt eine gewaltige Leistung des Bewegungssystems dar, zu dem als einer der wichtigsten Bestandteile die Muskulatur gehört.

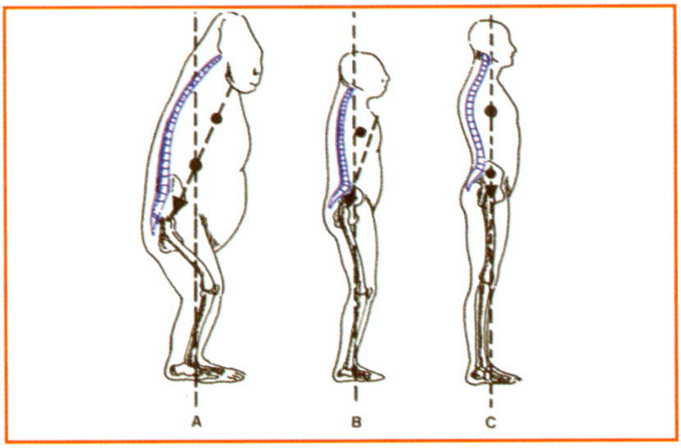

Abb. 127: Entwicklung des aufrechten Gangs (nach Bundesverband der deutschen Rückenschulen, 1993)

Wie uns die Entwicklungsneurologie Vojtas lehrt, ist der aufrechte Gang nicht angeboren, sondern wird auf der Grundlage eines angeborenen Entwicklungsmusters erlernt (vgl. Lewit & Kolar, 1998).

Der neugeborene Säugling befindet sich zunächst in einer fast vollständigen Beugehaltung (Flexionsmuster): Arme und Beine sind gebeugt an den Körper angezogen, die Hände geschlossen (Greifreflex), das Kinn auf die Brust gebeugt. Die Wirbelsäule zeigt noch wie im Mutterleib eine vollständige Rundung.

Mit etwa 3-4 Monaten entwickelt der Säugling das Streckermuster (Extensionsmuster) der Muskulatur, in dessen Ergebnis das Kind den Kopf aktiv heben, Arme und Beine strecken und die Hände öffnen kann.

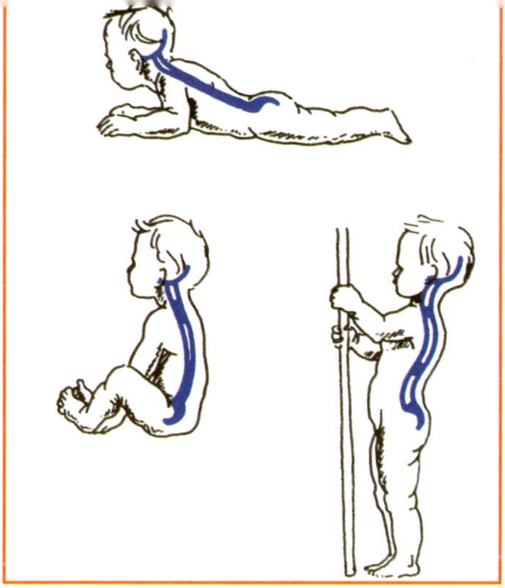

Abb. 128: Säugling (nach Bundesverband der deutschen Rückenschulen, 1993)

Im Verlauf der weiteren Entwicklung kommt es dann zur Aufrichtung in den Stand bzw. in den Gang, mit der sich die doppelt S-förmige Krümmung der Wirbelsäule herausbildet. Gleichzeitig erhält mit diesem dritten Schritt der Aufrichtung zusätzlich zum Beuger- und Streckermuster die so genannte *Bauchblase* eine Haltefunktion. Diese stellt einen flüssigkeitsgefüllten Hohlraum dar, den man sich wie einen großen Luftballon vorstellen kann, der zwischen Rippenbogen und Becken geklemmt ist und die knöchern-instabile Lendenwirbelsäule stützt. Die Wände dieser *Bauchblase* bestehen nach oben aus dem Zwerchfell, nach unten aus der Beckenbodenmuskulatur und nach vorn und seitlich aus dem tiefen, queren Bauchmuskel (M. transversus abdominis), der hinten an einer Sehnenplatte (Fascia thoracolumbalis) ansetzt. Damit erhalten Beckenboden und Zwerchfell erstmals in der Entwicklungsgeschichte eine Halte- und Stützfunktion, die ein Stück spezifisch menschlicher Entwicklung darstellt und bei vierfüßigen Tieren in dieser Art nicht zu finden ist.

Die Wände der *Bauchblase*, d. h. vor allem die Beckenbodenmuskulatur, das Zwerchfell und der tiefe, quere Bauchmuskel (M. transversus abdominis), bilden zusammen mit der tiefen, kurzen Rückenmuskulatur (monosegmentale Anteile des M. erector spinae) das tiefe Stabilisierungssystem der Wirbelsäule. Bei guter Funktionsfähigkeit der genannten Muskeln gewährleistet die *Bauchblase* die Stabilität der Lendenwirbelsäule. Dies kann man sich u. a. dadurch verdeutlichen, dass ein Gewichtheber, der sich zusätzlich straff gürtet, um der *Bauchblase* noch mehr Stabilität zu verleihen, Lasten heben kann, die das Mehrfache seines Körpergewichts betragen.

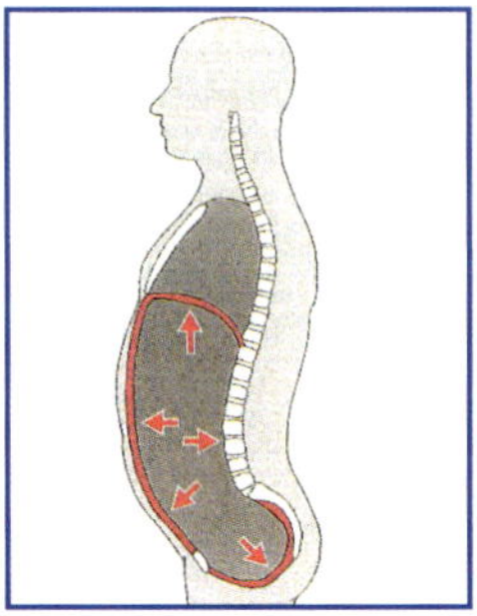

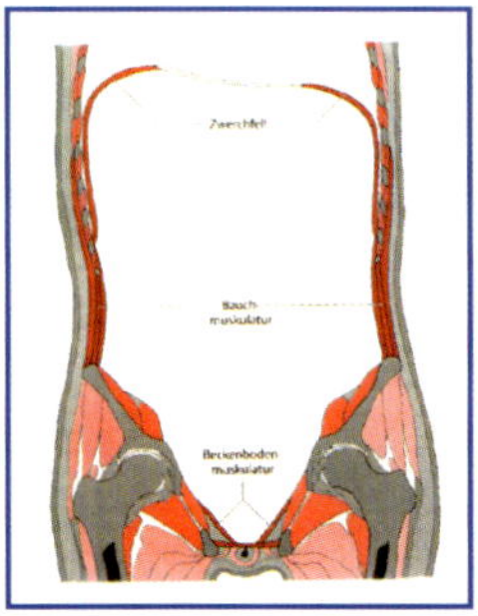

Abb. 129 und Abb. 130: Bauchblase (nach Schünke, 2000)

Bei einer Fehlfunktion (Abschwächung oder Verspannung) einzelner Komponenten des tiefen Stabilisierungssystems versucht der Körper, die Stabilität durch verstärkte Aktivierung der entwicklungsgeschichtlich älteren Muskulatur, vor allem der Beugemuskulatur, zu gewährleisten. Der schmerzgeplagte Mensch befindet sich in einer gekrümmten, gebückten Haltung, die oftmals nicht mehr aufgegeben werden kann. Dies wird dadurch verstärkt, dass die Beugung in einer Muskelgruppe im gesamten Körper das Kontraktionsmuster *Beugung* aktiviert und damit der Aufrichtung entgegenwirkt. Es bildet sich eine Haltung heraus mit rückgekipptem Becken (und damit aufgehobener Lendenwirbelsäulenkrümmung), verstärktem Rundrücken der Brustwirbelsäule, nach vorn gezogenen Schultern sowie vorgeschobenem und in den Kopfgelenken überstrecktem Kopf (siehe Abb. 131a).

Bei dieser Haltung nähern sich das Sternum (Brustbein) und die Symphyse (Schambeinverbindung) einander an, wir sprechen von der so genannten sternosymphysalen Belastungshaltung.

Dabei bildet sich ein charakteristisches Verspannungs- bzw. Verkürzungsmuster heraus, auf das im Folgekapitel noch eingegangen wird.

Die Aufrichtung aus dieser gebeugten Haltung erfolgt durch Vorwärtskippung des Beckens, Hebung des Brustbeins und Rückkippung des Kopfs (Zahnradmodell nach Brügger, Abb. 131).

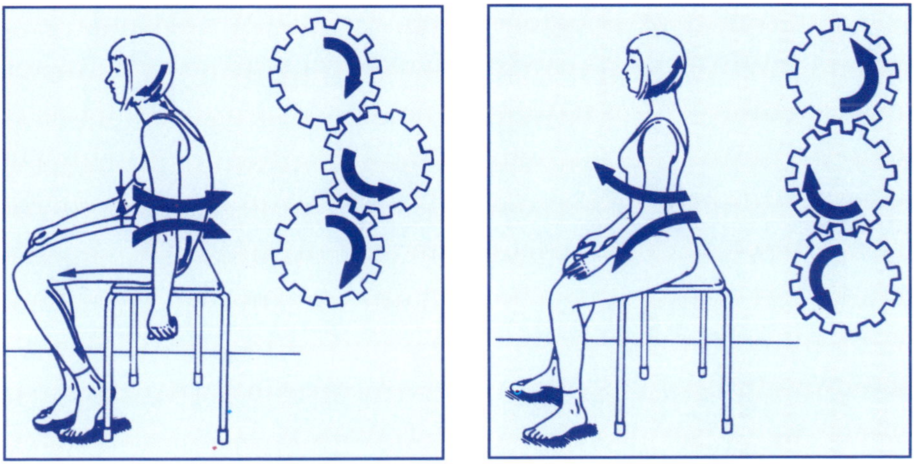

Abb. 131 a-b: Zahnradmodell nach Brügger (in: Hüter-Becker, 1996)

Diese aufrechte Haltung wird durch die Aktivierung des Streckermusters der Muskulatur ermöglicht und durch die Stabilität der *Bauchblase* gewährleistet. Der wichtigste Schritt beim Einnehmen der aufrechten Haltung scheint die Aufrichtung des Brustbeins zu sein.

Hierbei soll eine Streckung der Brustwirbelsäule bis zum fünften Brustwirbel erfolgen. Die Aufrichtung des Kopfs mit Streckung der Halswirbelsäule und Entlastung der Kopfgelenke erfolgt automatisch mit der Brustbeinhebung, sodass das berühmte Buch auf dem Kopf getragen werden kann.

Die zu Grunde liegende Vorstellung hierbei ist die einer Marionette, die an zwei Fäden stabil aufgehängt ist. Diese Fäden sind an der Spitze des Brustbeins sowie am Scheitelpunkt des Hinterkopfs befestigt. Bei einer so aufgehängten Marionette wird sich die korrekte Beckenkippung von selbst einstellen, wie bei der Erarbeitung der Beckenkippung im Kapitel 2.1 erklärt wird.

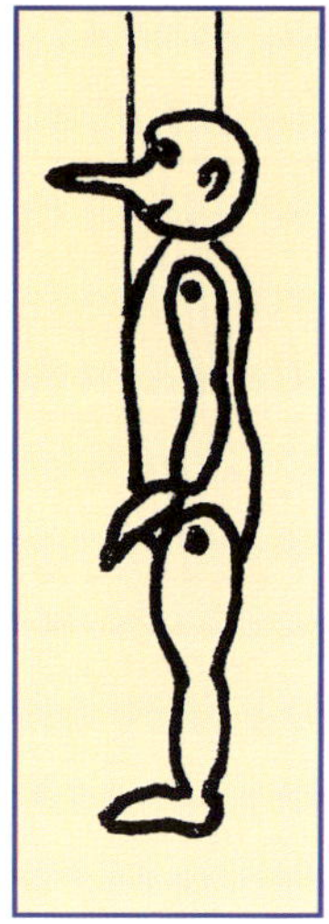

Abb. 132: Marionette

4.2 Dysbalancen der Muskulatur

Bei funktioneller Betrachtung hat unsere Muskulatur zwei Hauptaufgaben: Gewährleistung der Haltung (Statik) und Ermöglichung von Bewegung (Dynamik). Obwohl sämtliche Muskeln an beiden Aufgaben beteiligt sind, besteht die Hauptaufgabe der Rumpfmuskulatur in der Kontrolle der aufrechten Haltung.

Diese Aufgabe übernimmt vor allem die tonische oder Haltemuskulatur, die weniger Kraft entwickelt, dafür über lange Zeit ohne Ermüdung arbeiten kann.

Dagegen kann die phasische Muskulatur in kurzer Zeit große Kraft entwickeln, diese aber nur kurze Zeit aufrechterhalten. Bei chronischer Überlastung (wie dies zum Beispiel beim Versagen des tiefen Stabilisierungssystems der Fall ist) neigt die tonische Muskulatur zur vermehrten Spannungsentwicklung und in deren Folge zur Verkürzung, während die phasische Muskulatur zur

Abschwächung tendiert. Daraus resultiert ein spezifisches Muster an Dysbalancen:

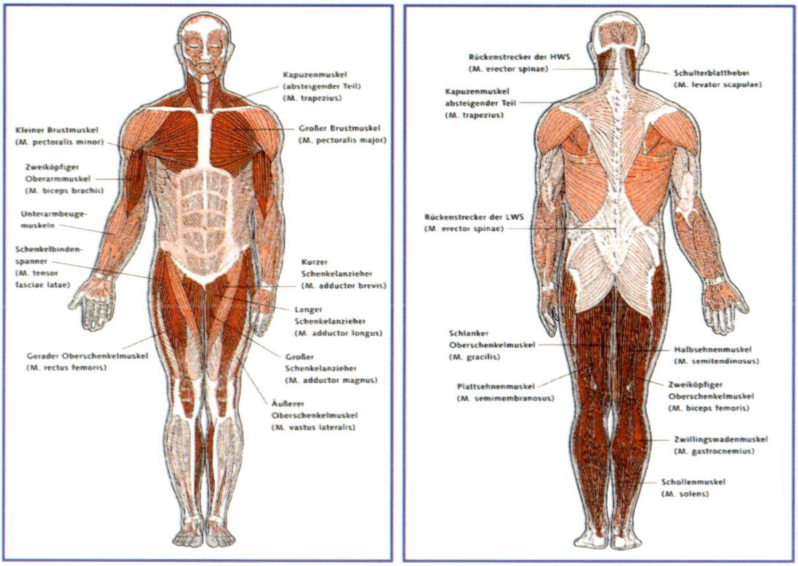

Abb. 133: Zur Verkürzung neigende Muskeln (nach Gehrke, 1999)

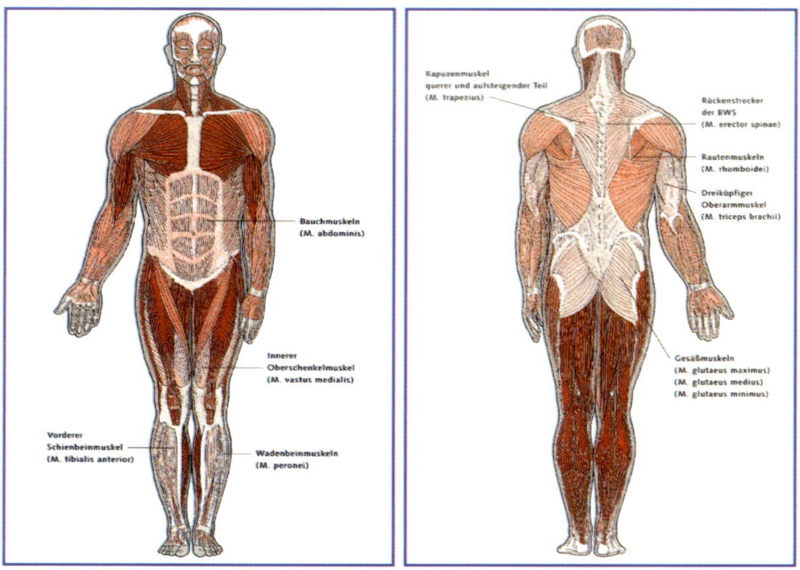

Abb. 134: Zur Abschwächung neigende Muskeln (nach Gehrke, 1999)

Zur Gruppe der zur Verkürzung neigenden Muskeln gehören die kurzen Nackenstrecker, die oberen Schulterblattmuskeln (M. trapezius pars descendens und M. levator scapulae), der große und der kleine Brustmuskel (M. pectoralis major und minor), der Rückenstrecker im Lendenwirbelsäulenbereich (M. erector spinae lumbalis), der große Hüftbeuger (M. iliopsoas), der gerade Oberschenkelmuskel (M. rectus femoris), die Kniebeuger am Oberschenkel (ischiocrurale Muskulatur), der Wadenmuskel (M. triceps surae) sowie die Beuger des Handgelenks (z. B. M. flexor carpi ulnaris) und der Finger (z. B. M. flexor digitorum superficialis).

Zur Gruppe der Muskulatur, die eher zur Abschwächung tendiert, gehören die unteren Schulterblattmuskeln (M. trapezius pars ascendens, Mm. rhomboidei), die geraden und schrägen Bauchmuskeln (M. rectus abdominis; Mm. obliquii abdomini), die tiefen Rückenstrecker im Bereich der Brustwirbelsäule (M. erector spinae thoracalis), die Gesäßmuskulatur (M. glutaeus maximus und medius), der Beckenboden sowie die Strecker der Hand-, Finger- und Fußgelenke.

4.3 Sensomotorisches System – „Hard- und Software" des Bewegungssystems

Nur bei ca. 6 % der Rückenschmerzpatienten (vgl. Kapitel 1.1) finden sich in entsprechenden Untersuchungen (Röntgen-; CT; MRT oder Ultraschalluntersuchungen) Strukturveränderungen, die als radikulär (durch Reizung der Nervenwurzel = radix hervorgerufen) oder spezifisch (Tumoren, Entzündungen usw.) klassifiziert werden können. Beim Gros der Rückenschmerzpatienten (94 %) sind derartige strukturelle Befunde nicht zu erheben.

Es lässt sich demnach eine Diskrepanz zwischen dem Schmerzerleben des Betroffenen und den pathologisch-anatomischen Befunden im Bereich der Wirbelsäule nachweisen. Dies führt in der klinischen Praxis häufig dazu, die Beschwerden im Bereich der Psychosomatik anzusiedeln und den vom chronischen Rückenschmerz Betroffenen als Psychopathen oder Simulanten abzutun.

Hierbei wird *psychosomatisch* und *funktionell* oftmals mit *psychisch verursacht* gleichgesetzt. Obwohl Rückenschmerzen wie jedes Schmerzgeschehen in engem Zusammenhang mit psychischen Prozessen stehen, vernachlässigt diese Sichtweise einen wesentlichen Aspekt im Grenzbereich zwischen Psyche und Soma, den wir mit dem Begriff *funktionell* umschreiben wollen.

Um diesen Begriff zu erläutern, greifen wir auf die Terminologie der Computerbranche zurück, mit deren Entwicklung das Verständnis für ablaufende Prozesse erst entstehen konnte.

Lebewesen definieren sich als offene Systeme, die in ständigem Austausch mit ihrer Umwelt stehen. Einen Teilaspekt dieses Austauschs bildet die (Sinnes-)Wahrnehmung und die Reaktion auf diese Wahrnehmung in Form von Bewegung. Dies ist Aufgabe des sensomotorischen Systems, zu dem (stark vereinfacht) die Wahrnehmung (Sensorik, Afferenz), die zentralnervöse Verarbeitung und die Bewegung (Motorik, Efferenz), ergänzt durch die Bewegungskontrolle (Reafferenz), gehören. Dies ist ein hochkomplexer Prozess, der mit einer Unzahl von Informationen (sensorischer Input) und Stellgrößen arbeitet und ein Höchstmaß an Effektivität in der Verarbeitung erfordert.

Das Zentralnervensystem hat dabei die Funktion eines Zentralcomputers (Hardware), der in Zusammenarbeit mit externen Modulen (peripheres Nervensystem, Muskulatur) auf der Grundlage eines präexistenten Bewegungsprogramms (Software) die Bewegungssteuerung übernimmt (Lewitt & Kolar, 1998).

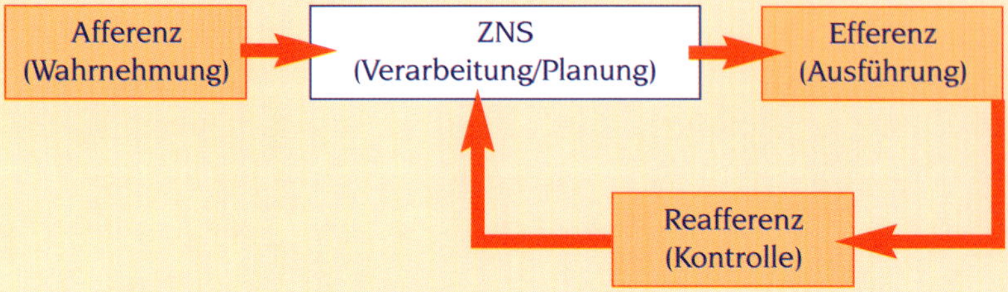

Abb. 135: Sensomotorisches System

Die Entwicklung des Bewegungsprogramms (Softwareentwicklung) ist, im Rahmen einer genetischen Vorgabe, Inhalt des motorischen Lernens von der Zeit im Mutterleib bis zum Erreichen des Erwachsenenalters (ca. 20. Lebensjahr). Die somatischen Strukturen, die wir unter pathologisch-anatomischen Gesichtspunkten untersuchen können (also beispielsweise mit Röntgen-, CT, MRT oder Ultraschalluntersuchungen), stellen also die Hardware des Systems dar, das die Grundlage für den reibungslosen Ablauf des Programms bildet.

Der Bewegungsablauf selbst unterliegt der Steuerung eines Bewegungsprogramms (Software), dessen Störung einen gestörten Funktionsablauf zur Folge hat (funktionelle Störung), die sich zunächst strukturell nicht feststellen lässt. Dies führt zur erwähnten Diskrepanz zwischen dem Schmerzerleben des Rückenschmerzpatienten und dem fehlenden strukturellen Substrat im Bereich der Wirbelsäule.

Es finden sich ungeachtet der fehlenden pathoanatomischen Befunde jedoch funktionell-somatische Befunde im Sinne einer gestörten Sensomotorik, d. h. ein gestörtes muskuläres Gleichgewicht und Koordinationsstörungen.

Merke: Beim unspezifischen Rückenschmerz ist nicht die Struktur kaputt (Hardware des Systems), sondern es liegt eine Störung des Bewegungsprogramms (Software des Systems) zu Grunde. Diese muss auch funktionell, d. h. durch Üben behandelt werden. Passive Maßnahmen, die die Struktur beeinflussen sollen, helfen hier ebenso wenig wie ein Aufschrauben des Computers, wenn das Programm abgestürzt ist.

4.4 Sensomotorisches Training

Koordination

Der Begriff der *Koordination* findet in nahezu allen Bereichen der Alltagssprache Anwendung. Entsprechend der genauen Übersetzung, *koordinieren* heißt wörtlich *zusammen ordnen*, besitzt dieser Terminus überall, wo er verwendet wird, die Bedeutung der Zusammenordnung. Ethymologisch lässt sich dieses Wort vom lateinischen *cum ordo* ableiten, was bedeutet, koordiniert ist das, was nach einer Ordnung abläuft.

Die Koordination stellt eine Fähigkeit dar, die primär auf den Prozessen der Informationsaufnahme und -verarbeitung basiert. Sie ist an folgende Faktoren gebunden:

- Funktionsfähige Wahrnehmung.
- Intaktes Nervensystem.
- Leistungsfähige Skelettmuskulatur.

Laube & Hildebrandt (2000) verweisen darauf, dass Teile des sensomotorischen Systems nie selektiv (einzeln) angesprochen oder in Funktion versetzt werden können. Rezeptoren sind nicht trainierbar, sondern nur das funktionelle (sensomotorische) System als Ganzes. Für die Praxis leitet sich daraus die Notwendigkeit ab, Trainingsprogramme zu entwickeln, welche das sensomotorische System als Ganzes trainieren, also von der Informationsaufnahme (Wahrnehmung) bis hin zur Bewegungsausführung und -speicherung. Dies schließt die Aufgabe ein, auf neue, unerwartete Impulse adäquat und schnell im Bewegungsablauf zu reagieren, also die reflektorische Bewegungskontrolle zu optimieren.

Dies ist eine Hauptaufgabe des tiefen Stabilisierungssystems, das, wie in Kap. 1 beschrieben, die Aufrechterhaltung der Haltung während des Bewegungsablaufs gewährleisten muss. Gleichzeitig stellt das sensomotorische Training die einzige Möglichkeit dar, die kurze, tiefe Rückenmuskulatur als Bestandteil dieses Stabilisierungssystems zu trainieren, da diese dem Willen entzogen ist und nur im Rahmen von Stell- und Haltereflexen reagieren kann (z. B. auf einen Gleichgewichtsimpuls).

Im Ergebnis des sensomotorischen Lernprozesses soll der Trainierende gelernt haben:

- Die Haltungsstabilität zu verbessern.
- Den Zielmuskel in der Bewegung wieder zum „richtigen" Zeitpunkt einzusetzen.
- Den Muskeleinsatz abgestimmt mit den anderen Muskeln zu vollziehen.
- Schnell bzw. der Belastung angepasst Kraft zu entwickeln.

(Laube & Hildebrandt, 2000)

Sensomotorisches Training erfüllt demnach folgende Funktionen:

1. Erstellung eines neuen Bewegungsprogramms

- Steuerung über die Großhirnrinde.
- Erfordert volle Aufmerksamkeit.

2. Automatisierung der Bewegung

- Der Bewegungsablauf wird über untergeordnete Hirnzentren gesteuert (subkortikal).
- Die Bewegung läuft weit gehend unbewusst ab (sekundäres und tertiäres Gedächtnis).

Merke: Entscheidend für den Eingang des Bewegungsprogramms ins tertiäre Gedächtnis ist die Zahl der Übungswiederholungen (bis zu 50.000!).

Deshalb gilt: Übung macht den Meister!

Sensomotorisches Training kann mit Geräten ausgeführt werden, die hohe Anforderungen an das Gleichgewicht stellen. Dies sind beispielsweise das Minitrampolin, der aerostep® und der Gymnastikball.

Diese Geräte sind einzeln nutzbar, können aber auch sinnvoll mit dem Theraband oder ähnlichen Geräten kombiniert werden. Aber auch im alltäglichen Leben kann man das Gleichgewicht trainieren, wie in Kap. 2.6 beschrieben.

5. KAPITEL

Tipps & Empfehlungen rund um Ihre Wirbelsäule

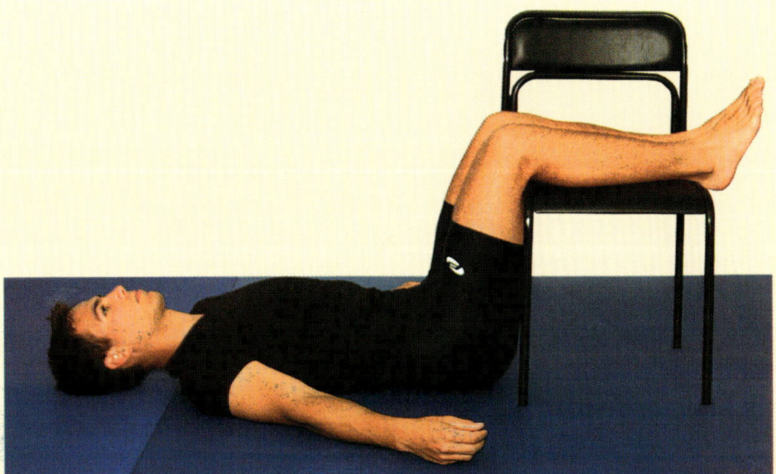

Schlafen

1. Nach dem Aufwachen nicht gleich aus dem Bett aufspringen, sondern räkeln und dehnen Sie sich im Bett wie eine Katze. Zum Aufstehen ist es empfehlenswert, sich bei geradem Rumpf auf die Seite zu rollen und dann die Beine aus dem Bett nach unten zu schwingen, wobei die Arme den Oberkörper zum Sitz aufrichten.

2. Wenn Sie morgens mit Rückenschmerzen aufwachen, sollten Sie sich Gedanken machen, ob Sie möglicherweise zu alte oder falsche Matratzen haben. Hier empfiehlt sich die Beratung im Fachhandel. Sie sollten solange in verschiedenen Betten schlafen, bis Sie die beste Matratze und die beste Lagerung für sich herausgefunden haben und morgens (nahezu) schmerzfrei aufwachen.

3. Das Bett mit Matratze und Lattenrost soll sich den natürlichen Krümmungen der Wirbelsäule anpassen und die Wirbelsäule im Liegen so unterstützen, wie sie im aufrechten Stand geformt ist. Denken Sie daran, Sie (ver-)schlafen im Normalfall ein Drittel Ihres Lebens! *So hart und gerade wie möglich* gilt nach neuesten Erkenntnissen nicht mehr.

4. Ein breitschultiger 100-kg-Mann benötigt ein anderes Bett (Matratze) als eine zierliche 50-kg-Frau.

5. Die Embryonalstellung – die Seitenlage mit angezogenen Knien – ist als wirbelsäulenentlastende Schlaflage günstig.

6. Viele Menschen sind Bauchschläfer. Einige davon klagen immer wieder über Halswirbelsäulenbeschwerden. Hier empfiehlt es sich, die Bauchlage auszuschalten. Dies geschieht durch einen einfachen Trick: Man nehme sich einen dünnen

Seidenschal, binde diesen in Höhe des Bauchs zusammen und knote ihn über dem Bauchnabel. Wenn Sie das eine Woche durchgehalten haben, schlafen Sie garantiert nicht mehr auf dem Bauch.

7. Wenn Sie auf die Bauchlage gar nicht verzichten wollen, empfehlen wir eine Kombination aus Seit- und Bauchlage mit Unterstützung durch ein Kissen am bzw. unter dem Bauch. Probieren Sie es doch einfach mal aus!

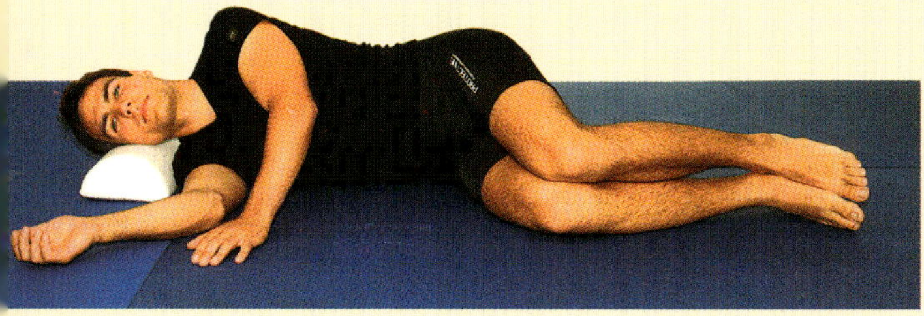

Abb. 136: Die Embryonalstellung

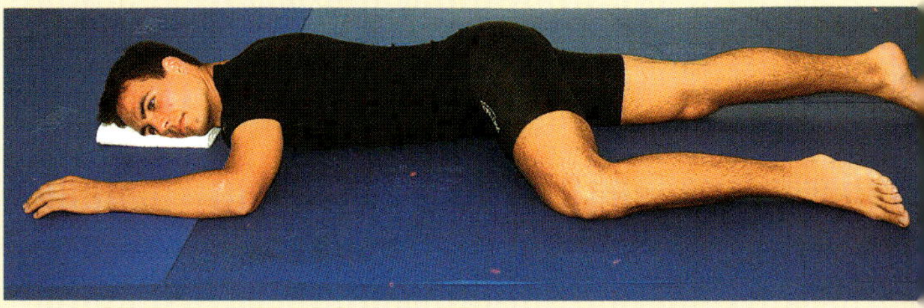

Abb. 137: Kombinierte Seit- und Bauchlage

8. Mit höhenverstellbaren Lattenrosten können auch Menschen, die Probleme haben, flach zu schlafen, eine optimale Lage erreichen.

9. Eine weitere gute Lagerung zur Entlastung der Lendenwirbelsäule ist die Rückenlage mit Stufenlagerung der Beine, z. B. auf mehreren Kissen oder einem Stuhl.

Abb. 138:
Stufenlagerung der Beine

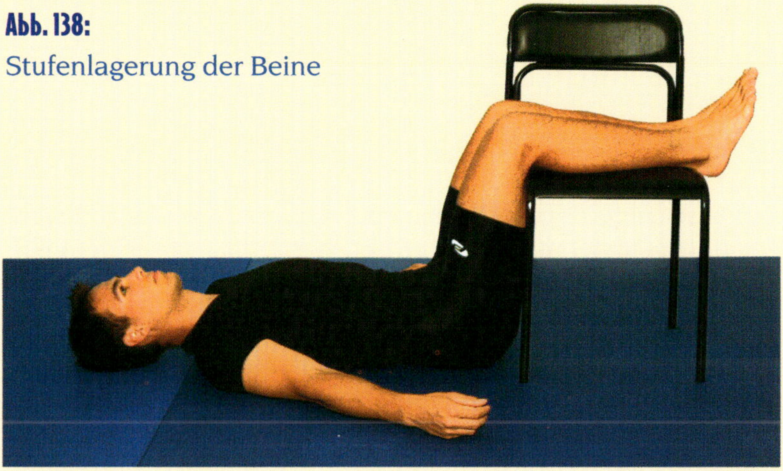

10. Wenn vom Arzt strenge Bettruhe im akuten Schmerzfall verordnet wird, ist diese einzuhalten. Nur der Gang zur Toilette ist erlaubt, d. h. auch beim Essen und Trinken sollte man sich nicht aufrichten (Strohhalm, Schnabeltasse, Sandwichernährung empfohlen). Das Aufrichten aus der Rückenlage zum Sitz erhöht die Belastung der Bandscheibe im Bereich der Lendenwirbelsäule.

11. Legen Sie sich eine tägliche Aufwachroutine zu. Wir empfehlen Ihnen folgende tägliche Aufwachroutine:

1. Dehnen und räkeln Sie sich im Bett.
2. Schwingen Sie die Beine in die Höhe und fahren Sie in Rückenlage Fahrrad.

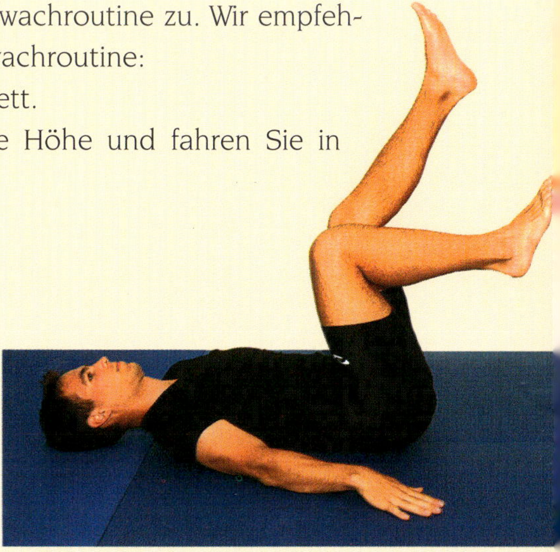

Abb. 139:
Fahrrad fahren in Rückenlage

3. Strecken Sie kurz den gesamten Körper (vgl. die Übungen 34 und 35 „kleine und große Bogenbrücke", S. 60/61).
4. Drehen Sie sich in Seitlage und schwingen Sie sich, mit den Beinen voran, den Oberkörper durch die Hände abgestützt, en bloc in den Sitz.
5. Schon beim Zähneputzen fördert ein leichtes Auf- und Abwippen der Zehen enorm die Durchblutung. Dann kann der Tag beginnen.

Arbeit

12. Gönnen Sie Ihrem Rücken regelmäßig eine kleine Abwechslung. Nach längerem Sitzen z. B. aufstehen, herumgehen und Dehnungs– und Lockerungsübungen im Stehen durchführen. Dies bringt Sie wieder auf Trab (MediKissen® – Übungsanleitungen für Sitzberufe).

13. Der Mensch sitzt immer mehr. Ca. 80.000 Stunden seines Lebens verbringt der am Computer arbeitende Mensch heutzutage durchschnittlich „angekettet" auf seinem Bürostuhl. Das Sitzen als „blödeste" Erfindung des Abendlandes wird man nicht verhindern können, allerdings beeinflussen. Es gibt keinen Universalsitz, der für alle sitzenden Tätigkeiten die optimale Lösung bietet. Arbeiten im Büro, Ausruhen zu Hause oder mehrere Stunden Autofahren täglich stellen grundverschiedene Anforderungen an das Sitzen. Umso mehr kommt es darauf an, überall dort, wo Sie viel sitzen müssen, für die jeweils optimale Lösung zu sorgen (höhenverstellbare Stühle und Schreibtische, Stehpulte, Sitzbälle, Sitzkissen ...).

14. Empfehlenswert ist dynamisches Sitzen. Darunter versteht man den häufigen Wechsel der Sitzposition und die Vermeidung einseitig belastender Sitzpositionen. Dabei wird möglichst häufig zwischen vorgeneigter, aufrechter und rückge-

neigter Sitzhaltung gewechselt. Dies führt zur natürlichen Be- und Entlastung der Muskulatur und der Bandscheibe. Der Rücken lebt von der Bewegung. Deshalb empfehlen wir den MediChair® bzw. das MediKissen®.

15. Nach einem anstrengenden, rückenbelastenden Tag kann ein ausgedehntes, heißes Bad eine gute Entspannung für die Muskulatur bieten (siehe auch Cool down). Auch ein Schaukelstuhl mit hochgelegten Beinen stellt eine Entlastung für den Rücken dar.

16. Eine individuelle Unterstützung beim langen Sitzen durch eine Rolle im Bereich der Lendenwirbelsäule oder ein Kissen im Bereich des Nackens reduziert ebenfalls die Belastung der Wirbelsäule.

17. Das Sitzen im Auto ist die schlimmste Form des Sitzens überhaupt. Eine gut eingestellte Kopfstütze sowie eine optimale Unterstützung der Lendenwirbelsäule (z. B. das Luftkissen „Back Swing®") sind für Vielfahrer (mehr als 20.000 km im Jahr) empfehlenswert.

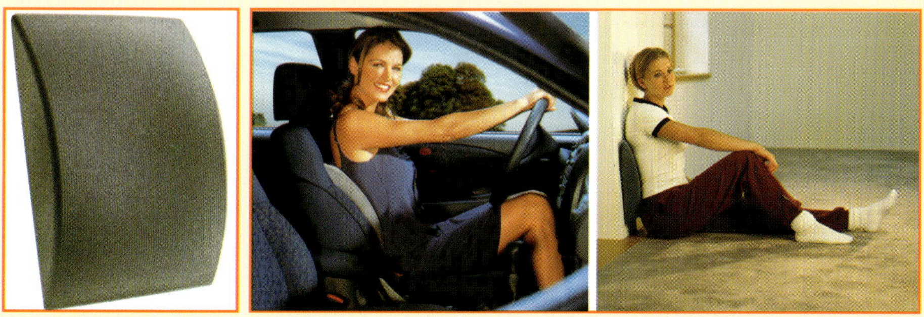

Abb. 140: Back Swing® (Togu)

18. Legen Sie auch bei längeren Autofahrten alle 1-2 Stunden eine Fahrpause ein und bewegen Sie sich. Entspannen Sie die Muskulatur, es verbessert die Durchblutung.

19. Sitzposition im Auto: Verschieben Sie den Sitz nach vorn, sodass die Kniegelenke gering höher sind als die Hüftgelenke. Die Arme und Beine müssen zum Erreichen des Lenkrads oder des Gaspedals gebeugt sein.

Hebetechniken

20. Taxieren Sie die Last und planen Sie Ihre Bewegungen. Wenn die Last größer ist, als Sie heben können (zu groß, zu schwer oder zu sperrig), warten Sie auf einen Helfer. Besser einige Minuten warten, als ein Risiko für die eigene Wirbelsäule eingehen.

21. Vor dem Anheben frontal vor der Last stehen, Füße auseinander, als breite Unterstützungsfläche benützen.

22. Halten Sie die Last dicht am Körper.

23. Die optimale Hebetechnik gleicht einem Gewichtheber: Mit gebeugten Hüft- und Kniegelenken steht man direkt über der Last, der Rücken bleibt gerade, das Anheben erfolgt durch Strecken der Kniegelenke, die Beine heben die Last, nicht der Rücken. Diese Hebetechnik sollte auch beachtet werden, wenn Sie nur ein Blatt Papier anheben (siehe Übung Nr. 49 „Die Wäsche aufhängen", S. 83).

Merke: Heben Sie niemals etwas hoch mit gebeugtem Rücken. Halten Sie immer den Rücken gerade. Heben Sie niemals etwas hoch mit gestreckten Kniegelenken. Heben Sie die Last nur bis zum Bauchnabel. Halten Sie die Last dicht am Körper.

24. Bei Drehungen mit einer Last führen Sie diese Drehung nicht nur mit den Beinen aus. Drehen Sie den ganzen Körper. Vermeiden Sie in diesem Fall sorgfältig eine Drehung der Wirbelsäule.

25. Heben Sie kein Gewicht, wenn Sie es auch rollen können. Bitten Sie um Hilfe, wenn z. B. ein schwerer Koffer im Gepäcknetz der Bahn untergebracht werden soll.

26. Beugen Sie sich nicht zum Öffnen oder Schließen von Fenstern über davor stehende Möbelstücke.

27. Bei gleichzeitigem Heben eines schweren Gegenstands von zwei Personen sollten diese ihre Bewegungen genau aufeinander abstimmen. Nichts ist gefährlicher, als wenn einer plötzlich die Last loslassen muss.

Hinweise zum Stehen und Gehen

28. Stehen Sie nicht längere Zeit in der gleichen Position. Verlagern Sie die Last von einem Fuß auf den anderen.

29. Frauen sollten nur zu besonderen Gelegenheiten Schuhe mit hohen Absätzen tragen.

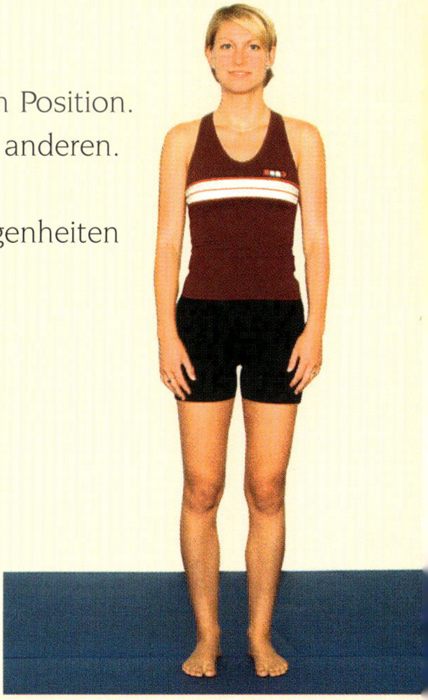

Haltung am Arbeitsplatz und im Haushalt

30. Gehen Sie in die Hocke, wenn Sie z. B. etwas aus dem Kühlschrank nehmen wollen.

31. Wenn eine Arbeit in gebückter Haltung erforderlich ist (z. B. die Betten machen), sollte ein Knie auf dem Boden abgestützt werden, ein Bein bleibt aufgestellt und der Rücken wird gerade gehalten.

32. Bei allen Tätigkeiten in leichter Vorbeuge (z. B. die Zähne putzen oder Staub saugen) immer die Knie leicht gebeugt halten und den Oberkörper gestreckt lassen.

33. Beim Arbeiten im Stehen, z. B. an einem Schalter oder beim Bügeln, stellen Sie einen Fuß auf eine Fußbank. Beugen Sie sich nicht nach vorne mit gestreckten Kniegelenken.

34. Vermeiden Sie Arbeiten über dem Kopf für längere Zeit. Benutzen Sie lieber eine Leiter oder einen Stuhl und benutzen Sie beide Hände.

Freizeit

Hinweise für Haus- und Gartenarbeiten

35. Verteilen Sie die Arbeit gleichmäßig über die Woche. Jeden Tag etwas zu arbeiten, ist besser, als eine große Belastung am Wochenende.

36. Vor einer Arbeit im Hof oder im Garten erwärmen oder langsam beginnen. Zum Aufwärmen kann das benutzte Gartenge-

rät als Sportgerät bewegt werden. Ein langsamer Beginn der Arbeit mit Steigerung bis zur vollen Belastung wird empfohlen.

37. Der Witterung angepasste Kleidung, in der man nicht zu stark schwitzt, aber auch nicht friert und in der beim Bücken nicht die Rückenpartie freigelegt wird, ist unbedingt erforderlich. In den Arbeitspausen sollte eine Jacke angezogen werden.

38. Auch in der Freizeit ist eine wettergerechte Kleidung ausgesprochen wichtig.

39. Plötzliche Abkühlung nach Schwitzen ist gefährlich. Beachten Sie, dass Arbeiter in klimatisierten Räumen besonders häufig über Rückenschmerzen klagen.

40. Das Erlernen eines Entspannungsverfahrens (z. B. Biofeedback; autogenes Training; progressive Muskelrelaxation) oder die psychologische Begleitung können die Entspannungsübungen sinnvoll ergänzen, sind aber nicht Gegenstand dieses Buches.

41. Es gibt mittlerweile den Rehabilitationssport und das Funktionstraining, die über die Krankenkasse bzw. die Rentenversicherung beantragt werden können. Die entsprechenden Formulare sind über den Hausarzt erhältlich.

Sex

42. Ein oft verschwiegenes Thema: Auch beim Sex gibt es Rückenschmerzen. Trotz Rückenschmerzen sollten Sie nicht auf Sex verzichten.
Wie kann ich mit meinem Partner sexuell verkehren, ohne dass mir der Rückenschmerz den Spaß verdirbt?

Dazu einige Hinweise:

Bei Rückenbeschwerden empfehlen wir Ihnen die nachfolgenden Positionen, entsprechend Ihren Möglichkeiten und dem Schweregrad Ihres Leidens.

Finden Sie die geeignete Variante heraus.

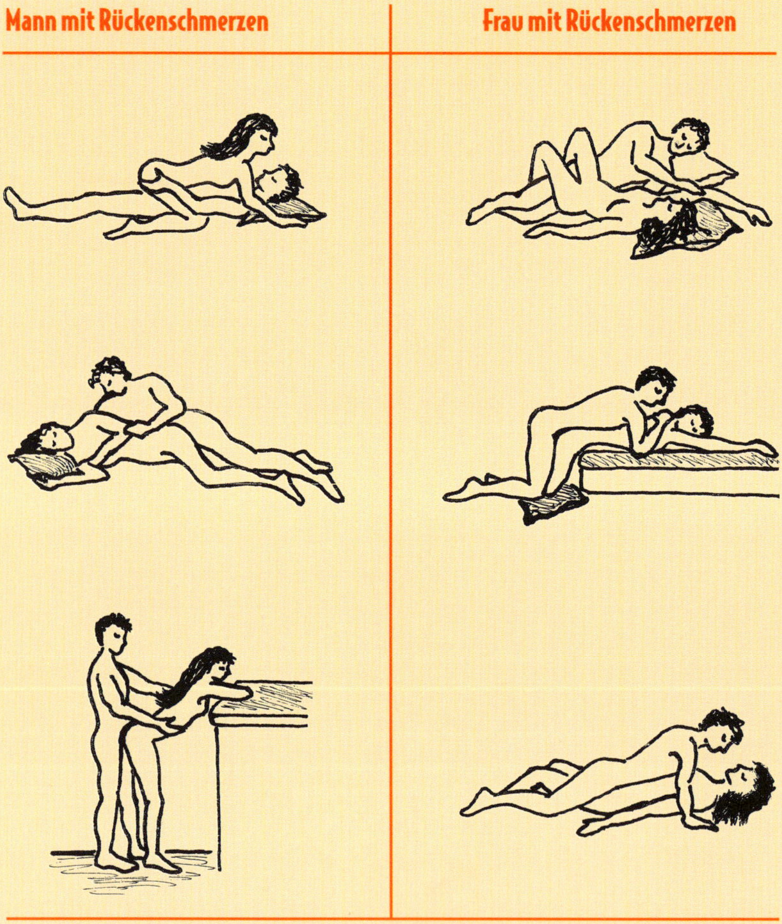

Abb. 141: Rückenfreundlicher Sex

Anhang
Informationen & Kontakte

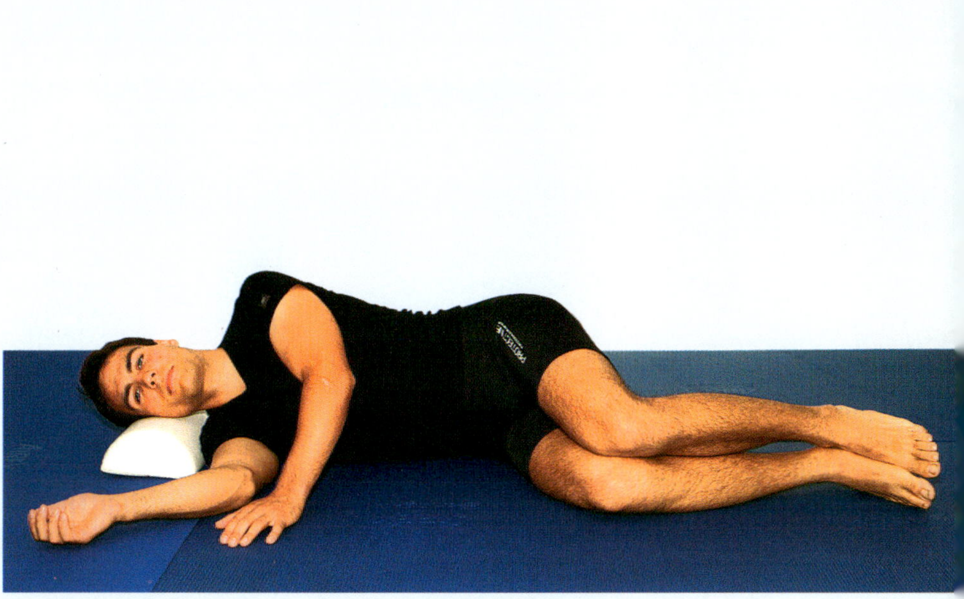

Bei der Aktion Gesunder Rücken (AGR) e. V. (Walkmühlenstraße 93, 27432 Bremervörde) erhalten Sie Informationen zu Firmen, die rückengerechte Möbel, von der AGR als rückenfreundlich zertifiziert, produzieren.

Über den Behindertensportverband kann man herausfinden, wo es spezielle Rehasport- bzw. Funktionstrainingsgruppen gibt, die für Rückenschmerzerkrankte geeignet sind.

Über die Selbsthilfezentren in den einzelnen Bundesländern kann man sich informieren, ob es möglicherweise Selbsthilfegruppen in unmittelbarer Nähe gibt, in die man sich einbringen kann (Gemeinsam trainieren macht mehr Spaß!).

Die von uns verwendeten Hilfsmittel und Produkte erhalten Sie im Fachhandel (z. B. in Sanitätshäusern; in Sportfachgeschäften). Die Herstelleradressen der von uns verwendeten Produkte finden Sie im Nachfolgenden aufgelistet:

Tab. 7: Produkte und Adressen

PRODUKT	HERSTELLER/ADRESSE
MediBall®/MediKissen®/MediChair®	Dr. Hein GmbH Fürther Str. 212 90429 Nürnberg www.dr-hein.de
aerostep®; Back Swing®; ABS-Ball (Pezziball); Ballkissen	TOGU Gebr. Obermaier OHG Atzinger Str. 1 83209 Prien-Bachem www.togu.de
Theraband	Thera-Band GmbH Mainzer Landstraße 19 65589 Hadamar www.thera-band.de
Minitrampolin	Heymans GmbH & Co. KG Sport & Therapie Dünzelbach 57 82272 Dünzelbach www.heymans.de
Fahrräder	BIKE INSIDER Hohmann & Schönfeld Mansfelder Str. 43 06108 Halle/Saale www.bike-insider.de

Literatur

Bäumler, G. & Schneider, K. (1981).
Sportmechanik: Grundlagen für Studium und Praxis. München (Verlagsgesellschaft).

Bigos, S. J., McKee, J. E., Holland, J. P., Holland, C. L. & Hildebrandt, J. (2001).
Rückenschmerz, die unangenehme Wahrheit. *Schmerz*, 15, 430-434.

Bös, K. & Saam, J. (2002).
Tipps für Walking. 4. Aufl., Aachen (Meyer & Meyer).

Buhrdorf, A. & Sorock, G. (1997).
Positive and negative evidence of risk factors for back disorders. *Scandinavian J Work Environm Health*, 23, 243–256.

Bundesverband der deutschen Rückenschulen (Hrsg.) (1993): *Sitzen als Belastung*. Ismaning (pmsi Holdings Deutschland GmbH).

Croft, P. & Raspe, H.H. (1995).
Back pain. *Baillières Clinical Rheumathology*, 9, Nr. 3, 565-583.

Fikentscher, E., Bahrke, U., Bandemer-Greulich, U., Uhlemann, K., Walliser, U., Schreiber, B., Müller, K., Müller-Pfeil, J., Kreutzfeldt, A., Schwesig, R. (2002).
Optimierung der Rehabilitationszuweisung beim chronischen Rückenschmerz (unveröffentlichter Forschungsbericht).

Gehrke, T. (1999).
Sportanatomie. Reinbek (Rowohlt).

Hahn, A. (1996).
Zur mehrdimensionalen Wirkung des Schwimmens (Bewegens im Wasser) in der Prävention, Therapie, Rehabilitation und im Behindertensport. *Krankengymnastik*, 48 (11), 1720-1724.

Hildebrandt, J. & Mense, S. (2001).
Rückenschmerzen – Ein ungelöstes Problem. *Schmerz* 15, 411–412.

Hottenrott, K. & Zülch, M. (1998).
Ausdauertrainer Inlineskating. Reinbek (Rowohlt).

Hottenrott, K. & Zülch, M. (2002).
Ausdauertrainer Laufen. 7. Aufl., Reinbek (Rowohlt).

Hottenrott, K. & Zülch, M. (2002).
Ausdauertrainer Radsport. 4. Aufl., Reinbek (Rowohlt).

Hüter, A. [Hrsg.] (1996).
Physiotherapie: Band 4. Untersuchungs- und Behandlungstechniken. Stuttgart (Thieme).

Indahl, A., Velund, L. & Reikeraas, O. (1995).
Good prognosis for low back pain when left untampered. A randomized clinical trial. *Spine*, 20, 473-477.

Jansen, R. (1999).
Arbeitsbelastungen und Arbeitsbedingungen. In B. Badura (Hrsg.), *Fehlzeiten – Report 1999 – Psychische Belastung am Arbeitsplatz*. Berlin (Springer).

Jerosch, J. (Hrsg.) (2000).
Sensomotorik 2000, Tagungsband des Kongresses Sensomotorik 2000. Essen (Pro Sympos Eigenverlag).

Laube, W. & Hildebrandt, H. D. (2000).
Auswirkungen einer defizitären Propriorezeption auf die Bewegungsprogrammierung – koordinative Aspekte nach Kniegelenkverletzung und bei Rückenpatienten. *Orthopädie Technik*, 51, Nr. 6, 534-550.

Lewit, K. & Kolar, P. (1998).
Funktionsstörungen im Bewegungssystem – Verkettungen und Fehlprogrammierung. *Krankengymnastik*, 8, 1346-1352.

Ludwig, J. & Krämer, J. (2002).
Kreuzschmerz. *Der Orthopäde*, 31, 337-343.

Lühmann, D., Kohlmann, T. & Raspe, H. (1998).
Die Evaluation von Rückenschulprogrammen als medizinische Technologie. Baden-Baden (Nomos).

Malmivaara, A., Hakinen, U. & Aro, T. (2001).
The treatment of acute low back pain – bed rest, exercises, or ordinary activity? N *Engl J Med*, 332, 351-355.

Müller, K., Schwesig, R. & Becker, S. (2001).
Grundprinzipien der Bewegungstherapie bei Wirbelsäulenerkrankungen. In E. J. Seidel & E. Lange (Hrsg.), *Die Wirbelsäule des Musikers*. Schriftenreihe des Institutes für Musikpädagogik und Musiktheorie der Hochschule für Musik Weimar. Bad Kösen (GFBB Verlag).

Neumann, G., Pfützner, A. & Hottenrott, K. (2000).
Alles unter Kontrolle: Ausdauertraining. 6. Aufl., Aachen.

Orthopädie Memorandum (2001).
Orthopädie Memorandum. Bruchsal (Storck).

Panjabi, M. M. (1992).
The stabilizing system of the spine. Part I. Function, dysfunction, adaptation and Eenhancement. *Journal of Spinal disorders*, 5, 383.

Pfingsten, M. (2001).
Multimodale Verfahren – auf die Mischung kommt es an! *Schmerz*, 15, 492-498.

Pharmametrics GmbH (1997).
Was kostet uns der Rücken? Analyse der Krankheitskosten bei Rückenschmerzen (Cost of Illness-Studie). Freiburg.

Pieper, H. G. & Schulte, A. (1996).
Muscular imbalances in elite swimmers and their relation to typical sports lesions. *Sports exercise and injury*, (2), 96-99.

Placht, W. & Weiland, A. (1998).
Die Proprioceptive Neuromuskuläre Trampolintherapie. Freiburg (Seminarinstitut W. Placht).

Riede, D. (1995).
Chronische Rückenschmerzen-Diagnostik und Therapie. *Phys Rehab Kur Med*, 5, 161-169.

Schmidt, S., Engelhardt, R., Ziesché, R. & Gesenhues, St. (1996).
Praxisleitfaden Allgemeinmedizin: Untersuchung, ganzheitliche Therapie,

Diagnostik, interdisziplinäre Zusammenarbeit. 1. Aufl. Ulm; Stuttgart; Jena; Lübeck (Fischer).

Schünke, M. (2000).
Topographie und Funktion des Bewegungssystems. Stuttgart; New York (Thieme).

Seeger, D. (2001).
Physiotherapie bei Rückenschmerzen – Indikationen und Grenzen. *Schmerz*,15, 461-467.

Seitz, R., Schweikert, B., Jacobi, E., Tschirdewahn, E. & Leidl, R. (2001).
Ökonomisches Rehabilitationsmanagement bei chronischen Rückenschmerzen. *Schmerz*, 15, 448-452.

Statistisches Bundesamt (2001).

Valat, J.P., Goupille, P. & Vedere, V. (1997).
Low back pain: risk factors for chronicity. *Revue du Rheumatisme*, 64, 189-194.

van Tulder, M.W. (2001).
Die Behandlung von Rückenschmerzen – Mythen und Fakten. *Schmerz*, 15, 499-503.

Waddell, G. (1998).
The back pain revolution. Edinburgh (Churchill Livingstone).

Bildnachweis

Umschlaggestaltung: Birgit Engelen, Stolberg
Coverfotos: U1 asa Fotoagentur, Germering/U4 Wiebke Fisser
Fotos: Wiebke Fisser, Fotostelle der Medizinischen Fakultät der Martin-Luther-Universität Halle-Wittenberg
Seite 5, 143, 146, 152-156, 163, 165, 167 Polar Electro GmbH Deutschland, Büttelborn
Seite 21, 123, 187 Togu
Seite 142 (Abb. 111) Salomon
alle übrigen siehe Bildlegende

Über die Autoren

Dr. med. Klaus Müller ist Facharzt für Physikalische und Rehabilitative Medizin – Chirotherapie, Sportmedizin, Spezielle Schmerztherapie – und war viele Jahre Oberarzt der Sektion Physikalische und Rehabilitative Medizin der Martin-Luther-Universität Halle-Wittenberg und ist jetzt in eigener Niederlassung tätig. Er beschäftigt sich seit Jahren mit integrativen Konzepten bei der Therapie, Rehabilitation und Nachsorge des chronischen Rückenschmerzes, mit dem sensomotorischen Training und der Systematisierung in der Physikalischen Medizin und Rehabilitation. Im Bereich präventiver Gesundheitsförderung und Rehabilitation wurden von ihm zahlreiche Projekte initiiert und Veröffentlichungen publiziert.

Dr. med. Annette Kreutzfeldt ist Fachärztin für Physikalische und Rehabilitative Medizin und Fachärztin für Immunologie – Naturheilverfahren, Chirotherapie. Sie beschäftigt sich insbesondere mit dem chronischen Rückenschmerz in Prävention und Rehabilitation (z. B. Trainingstherapie und Haltungsschulung auf dem Trampolin) sowie der Wirkung verschiedener Trainingsformen auf das Immunsystem.

Dr. phil. René Schwesig ist Sportwissenschaftler am Institut für Sportwissenschaft der Martin-Luther-Universität Halle-Wittenberg. Er ist in Forschungsprojekten mit präventiven, sportmedizinischen und rehabilitativen Inhalten tätig, die sich hauptsächlich mit sensomotorischen Trainingsprogrammen beim chronischen Rückenschmerz und der Integration verschiedener Interventionsmodule in die Rehabilitation beschäftigen. Für seine Promotion, die sich mit der Nützlichkeit eines gerätegestützten Koordinationstrainings bei Pflegepersonal mit Rückenschmerzen beschäftigte, erhielt er 2001 den Spitzner-Preis für „Physikalische Medizin".

Silke Becker war leitende Physiotherapeutin der Sektion Physikalische und Rehabilitative Medizin der Martin-Luther-Universität Halle-Wittenberg und vorher einige Jahre in Rehabilitationskliniken tätig. Sie befasst sich hauptsächlich mit integrativen Aspekten einzelner Verfahren der Physiotherapie, die nützlich sind zur Behandlung von Patienten mit chronischen Rückenschmerzen. Seit 2001 studiert sie den Bachelor/Masterstudiengang Physiotherapie an der FH Fulda/Universität Marburg.

Prof. Dr. phil. Kuno Hottenrott, Jahrgang 1959, ist Sportwissenschaftler am Institut für Sportwissenschaft der Martin-Luther-Universität Halle-Wittenberg. Er lehrt in den Bereichen Trainings – und Bewegungswissenschaft, funktionelle Anatomie und im Diplomstudiengang Prävention, Rehabilitation und Therapie. Er ist Verfasser zahlreicher Publikationen zum Ausdauersport und hat namhafte Athleten auf Europa- und Weltmeisterschaften vorbereitet.